Depression

VERSTEHEN UND ACHTSAM BEGLEITEN

EMPFOHLEN VON:
Deutsche
Depressions
Liga e. V.

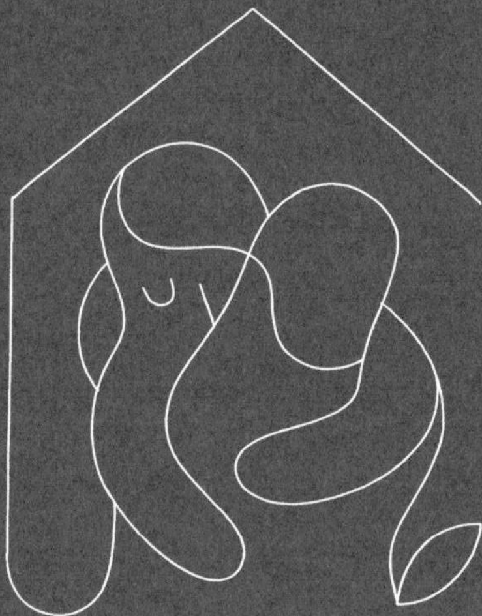

INHALT

Nicht schweigen, reden

VORWORT DER DEUTSCHEN DEPRESSIONSLIGA E.V. SELBSTHILFE DEPRESSION

Schwer wie ein Felsbrocken. Fast unfähig aufzustehen, sich zu bewegen. Abwesend, als befinde sich der Kopf in einem Plastikball, durch den die Umwelt nur noch verschwommen dringt. Töne, Wörter? Hört man, aber sie ziehen rauschend durch den Kopf. Darin kreisen dunkle Wolken. Langsam, zäh, kein Licht in Sicht. Wolken, die immer dunkler werden.

Depressionen werfen Betroffene aus der Bahn. Für Außenstehende, für Angehörige oft nicht nachvollziehbar. Weil es scheinbar keinen Grund gibt. Weil es so plötzlich kommt. Was sie nicht wissen: Oft hat der/die Betroffene die Depression lange überspielt. Versucht, ein „normales“ Leben zu führen. Der Kampf gegen die schwarzen Wolken raubt unglaublich viel Energie. Ihn allein zu führen, ist schier unmöglich.

So individuell wie jeder Mensch, so auch der Verlauf seiner Depression. Patentrezepte gibt es nicht. Jeder muss selbst herausfinden, was ihm guttut. Aus eigener Erfahrung weiß ich: Reden hilft – auch wenn es schwerfällt. Ohne Scham, Scheu oder Angst. Reden mit Angehörigen, mit Freunden, mit Betroffenen. Die größte positive Überraschung für mich, als ich in eine psychiatrische/psychosomatische Klinik kam, war, dass ich nicht allein bin. Dieses Gefühl ist gerade in der Depression unschlagbar und gibt Kraft. Auch aufgrund dieser Erfahrungen engagiere ich mich in der Deutschen DepressionsLiga e.V. und habe eine Selbsthilfegruppe gegründet.

ARMIN RÖSL

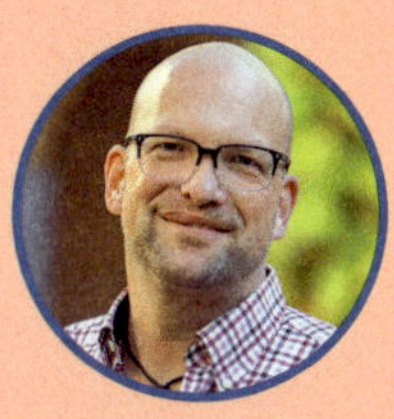

**Stellv. Vorsitzender und Sprecher der Deutschen DepressionsLiga e.V.
www.depressionsliga.de**

Angehörige können viel dazu beitragen, dass sich Betroffene nicht allein und, vor allem, ernst genommen fühlen. Aber sie können keine Therapie ersetzen – sie können unterstützen, Mut machen, motivieren. Entscheidende Schritte muss der/die Betroffene selbst gehen.

In den letzten Jahren ist die Depression dank Aufklärungsarbeit von Initiativen und Vereinen wie der Deutschen DepressionsLiga und des Darüber-Redens von Prominenten aus der Schmuddelecke herausgekommen. Richtig so! Gern wird von der „Volkskrankheit Depression" gesprochen – in der Versorgung, in der Gesellschaft und besonders in der Arbeitswelt ist es aber noch ein weiter Weg, bis die Depression als das akzeptiert wird, was sie ist: eine schwere Erkrankung, für die es schnell gute Behandlungsmöglichkeiten braucht, für die sich niemand schämen muss.

Die Deutsche DepressionsLiga setzt sich als bundesweit aktive Betroffenenorganisation für Menschen mit Depressionen ein. Wir leisten Aufklärungs- und Informationsarbeit, bieten Arbeitgeberseminare an, unterstützen Anti-Stigma- und Selbsthilfe-Projekte und führen selbst Projekte durch. Wir geben der Depression ein Gesicht, wir geben Betroffenen eine Lobby, wir engagieren uns in allen gesellschaftlichen Ebenen, auch politisch. Depression ist kein Tabuthema.

deutsche depressionsliga

Einführung der Autorin

Es gibt Phasen im Leben voll Leichtigkeit und Fülle und es gibt Phasen, die lassen sich kaum in Worte fassen: Deprimiert, traurig, hoffnungslos sind Begriffe, die sie beschreiben.

Wenn Sie diesen Ratgeber in Händen halten, haben Sie wahrscheinlich schon erste Erfahrungen mit depressiven Symptomen gemacht. Vielleicht vermuten Sie bei einem Ihnen nahestehenden Menschen eine Depression oder die Krankheit wurde bereits diagnostiziert und Sie suchen einen Weg, um Ihren Angehörigen oder Freund zu begleiten. Das ist keine einfache Zeit, für sie beide. Ich weiß aus eigener Erfahrung, wie schwer sich in solchen Phasen alles anfühlt.

Die Wissenschaft kann heute zwar immer besser erklären, welche Vorgänge im Körper zu einer Depression führen. Doch wie es gelingt, im Alltag damit umzugehen, das ist und bleibt für Betroffene und Angehörige eine Herausforderung.

Zu gern würde ich Ihnen sagen, dass Sie nur abwarten müssen und die Symptome von selbst vergehen. Diesen Ratschlag bekommen Menschen häufig, wenn sie in einem Stimmungstief stecken. Der Rat ist gut gemeint, aber im Falle einer Depression keine geeignete Strategie.

Die positive Nachricht ist: Depressionen lassen sich gut in den Griff bekommen. Doch das geschieht kaum von allein. Es gelingt nur durch eine Behandlung, passgenau abgestimmt und begleitet von Fachleuten.

In diesem Heilungsprozess kommt Ihnen eine besondere Rolle zu. Sie sind der Anker für Ihren Angehörigen, der im Sturm der Depression hin und her schwankt. Als Anker können Sie wichtigen Halt geben – doch nur, solange Sie stabil sind und sich nicht zu sehr in den Sturm hineinziehen lassen. Wird das Gewitter zu stark, kann auch ein Anker davongetragen werden. Dieses Bild soll Ihnen zeigen, wie wichtig es ist, gut auf sich achtzugeben, denn einen Menschen mit einer Depression zu begleiten ist eine lange Aufgabe.

Dieser Ratgeber möchte Ihnen zur Seite stehen und Mut machen. Er vermittelt Ihnen hilfreiches Wissen über die Erkrankung, deren Ursachen und Behandlungsmöglichkeiten. Konkrete Ideen zeigen auf, wie Sie – als Partner, Familienangehöriger, Freund oder Kollege – die betroffene Person begleiten und im Alltag unterstützen können. Nehmen Sie sich aus all den Anregungen die heraus, die für Ihre Situation hilfreich erscheinen, und probieren Sie sie aus. Und genau das gilt auch für die ärztliche und psychotherapeutische Hilfe: Nutzen Sie sie! Warten Sie nicht ab, sondern werden Sie aktiv. Aber haben Sie auch Geduld und Nachsicht mit Ihrem Angehörigen und mit sich selbst.

Ich wünsche Ihnen viel Kraft für die schweren, grauen Tage und Zuversicht für neue Freude und Fülle im Leben!

PEGGY ELFMANN

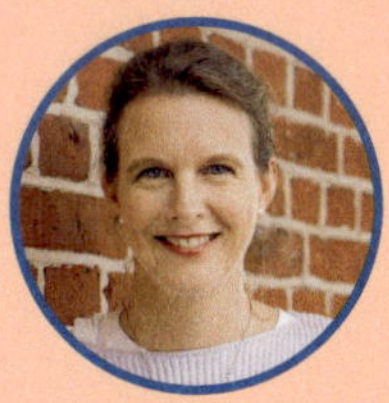

ist Journalistin. Sie schreibt vor allem über Themen rund um Gesundheit, Familie und Pflege. Als Autorin hat sie bereits zwei Bücher über Demenz veröffentlicht. Das Thema psychische Gesundheit liegt ihr besonders am Herzen, auch weil sie aus eigener Erfahrung als pflegende Angehörige weiß, wie wichtig Selbstfürsorge ist.

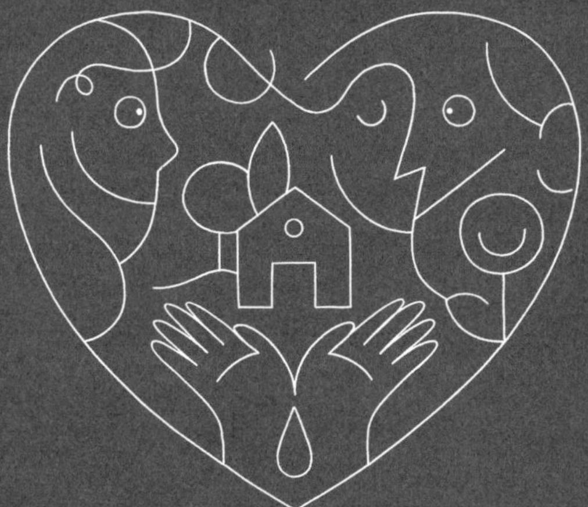

1

Depression – mehr Wissen hilft

DIE VERÄNDERUNGEN VERSTEHEN

Depression ist eine Krankheit

Traurig, betrübt, antriebslos – solche Stimmungen sind ganz normal und gehören zum Menschsein. Unter dem Stimmungstief kann sich jedoch eine Depression verbergen, hinter der mehr als nur trübe Laune steckt. Insbesondere einschneidende Lebensereignisse wie die Trennung von einem geliebten Menschen oder der Verlust des Arbeitsplatzes können zu einer depressiven Phase (auch: depressive Episode) führen.

Es ist wichtig zu wissen, dass es sich bei einer Depression um eine ernst zu nehmende Erkrankung handelt. Sie kann die Lebensqualität massiv einschränken und hat gravierende Auswirkungen auf soziale Beziehungen sowie die Arbeitsfähigkeit. Auch haben Menschen mit Depressionen oft eine verkürzte Lebenserwartung: Zum einen wirken sich Depressionen negativ auf andere Erkrankungen aus. Körperliche Krankheiten werden häufiger chronisch und zeigen einen schlechteren Verlauf. Dazu zählen etwa Herz-Kreislauf-Erkrankungen, Krebs, Schlaganfall, Kopf- und Rückenschmerzen. Wer depressiv ist, achtet außerdem häufig weniger auf seine Gesundheit und ist anfälliger für andere psychische Störungen und Suchterkrankungen. Und: Schwere Depressionen sind eine Hauptursache von Suiziden. Sie sehen – Depressionen sind alles andere als Befindlichkeitsstörungen, doch gibt es heute zum Glück viele Möglichkeiten, sie erfolgreich zu behandeln (siehe Seite 31). Je früher sich Ihr Angehöriger professionelle Hilfe sucht, umso besser.

Auch wenn heute mehr Menschen offen über ihre psychische Erkrankung sprechen, herrschen immer noch Vorurteile. Die Depression wird häufig missverstanden und in der Öffentlichkeit zu wenig wahrgenommen. Dabei zählt sie zu den häufigsten Leiden. Allein in Deutschland erkranken jährlich 5,3 Millionen Menschen zwischen 18 und 79 Jahren an einer unipolaren Depression, so die Leitlinie von 2022. Das ist fast jeder fünfte Erwachsene. Frauen sind doppelt so häufig betroffen wie Männer und die Erkrankung tritt bei ihnen bereits im jüngeren Alter auf.

RISIKOFAKTOREN, DIE EINE DEPRESSION BEGÜNSTIGEN

Eine Depression kann verschiedene Ursachen haben, manchmal kommt sie wie aus heiterem Himmel. Folgende Faktoren können das Auftreten einer Depression begünstigen:

- Psychosoziale Faktoren: aktuell belastende Lebensereignisse, traumatische Erfahrungen, frühere depressive Episoden, große Einsamkeit, chronischer Stress, hoher Leistungsdruck, fehlende soziale Unterstützung
- Soziodemografische Faktoren: Geschlecht, niedriger sozioökonomischer Status
- Psychische Faktoren: andere psychische Erkrankungen, vor allem Angst- und Panikstörungen, Essstörungen, Persönlichkeitsstörungen sowie Substanzmissbrauch (Alkohol, Medikamente)
- Biologische Faktoren: depressive oder bipolare Störungen in der Familiengeschichte, chronische oder schwere körperliche Erkrankungen, hormonelle Veränderungen (Pubertät, Schwangerschaft/Wochenbett, Wechseljahre)

DER PERSÖNLICHE BLICK

„Ich habe mich immer geschämt ... Den Tag über nicht aus dem Schlafanzug zu kommen, kann ... ein Zeichen von Lässigkeit sein, aber es liegt sehr viel näher, es als Schwäche zu empfinden, für die man sich schämen muss ...“

TILL RAETHER, Autor, der lange an Depressionen litt („Bin ich schon depressiv, oder ist das noch das Leben?“, Rowohlt Verlag)

Grundsätzlich kann eine Depression jeden treffen – Kinder und Jugendliche ebenso wie Schwangere oder ältere Menschen. Depressionen sind in allen Altersgruppen weit verbreitet. Ältere Menschen leiden genauso häufig an einer Depression wie jüngere, die Erkrankung wird allerdings sehr oft nicht oder erst spät erkannt. Egal, wann die Depression auftritt, sie sollte immer ernst genommen und behandelt werden.

Verschiedene Faktoren können eine Depression auslösen

Noch können Mediziner nicht genau sagen, wie es zu einer Depression kommt. Biologische und psychosoziale Faktoren lösen im Gehirn Stoffwechselstörungen aus. Wahrscheinlich sind es mehrere Prozesse, die in Wechselwirkung zueinandertreten und sich gegenseitig verstärken. Infolgedessen können Gefühle nicht mehr so gut verarbeitet werden und eine Depression entsteht.

Bekannt ist, dass das Gleichgewicht bestimmter Botenstoffe im Gehirn gestört ist und Informationen von Nervenzellen zu Nervenzellen mangelhaft weitergegeben werden. Zudem ist das limbische System weniger leistungsfähig und kann seine eigentliche Aufgabe – Gefühle zu verarbeiten und Stress zu regulieren – nicht mehr so gut ausführen. Auch Hormone, wie Stress-, Schilddrüsen- und weibliche Geschlechtshormone, scheinen die Entwicklung einer Depression zu beeinflussen. Dies erklärt, weshalb Frauen in der Pubertät, Schwangerschaft, nach der Geburt und in den Wechseljahren häufiger depressive Phasen erleben.

Weitere Auslöser sind schwierige Lebenssituationen, etwa der Tod oder Verlust einer geliebten Person, berufliche Sorgen oder häusliche Konflikte. Auch traumatische Erfahrungen in der Kindheit oder im späteren Leben spielen eine Rolle, ebenso wie eine chronische oder schwere Erkrankung sowie dauerhafte Stress- und Überforderungssituationen, zu denen etwa die Pflege von Angehörigen zählt.

Aber nicht jeder, der eine schwere Phase durchmacht oder unter großem Stress steht, entwickelt eine Depression. Diese kann auch durch eine erbliche Veranlagung gefördert werden. Besonders wenn Eltern oder Geschwister eine Depression hatten oder haben, ist die Wahrscheinlichkeit erhöht, diese Erkrankung ebenfalls zu entwickeln. Das erklärt auch, weshalb Menschen ohne äußere Ursache von Depressionen betroffen sind.

Depression ist nicht gleich Depression

Menschen mit Depressionen zeigen ähnliche Symptome, meist leiden sie an einer niedergeschlagenen Stimmung. Dennoch kann die Erkrankung verschiedene Gesichter aufweisen. Die Art der Depression bestimmt den Verlauf der Erkrankung mit. Dies ist wichtig zu wissen, denn eine erfolgreiche Behandlung und Begleitung muss passgenau sein. Fachleute unterscheiden folgende Formen einer Depression:

Unipolare Depression

Sie ist die häufigste Form der Depression. Der Betroffene erlebt dabei eine oder mehrere Phasen mit niedergedrückter, getrübter Stimmung, Antriebslosigkeit und Interessenverlust. Die Beschwerden kommen in unterschiedlicher Ausprägung, Dauer und Schwere vor. Eine Depression kann aus einer einmaligen Episode von einigen Wochen bestehen, sie kann auch mehrere Monate anhalten. Der Krankheitsverlauf ist individuell verschieden. Je länger eine depressive Phase anhält und je schwerwiegender sie ist, umso länger dauert in der Regel die Genesung. Häufig wiederholen sich depressive Phasen.

Somatisierte Depression

Sie wird auch lavierte oder maskierte Depression genannt, da sie sich vor allem hinter körperlichen Beschwerden versteckt. Diese stehen im Vordergrund und deren eigentliche Ursache – die Depression – wird von den Betroffenen übersehen oder als Begleiterscheinung betrachtet. Häufig erfolgt der Gang zum Arzt aufgrund von Schmerzen. Dort wird die depressive Stimmung oft gar nicht angesprochen, weil sie unangenehm ist oder nicht mit den körperlichen Problemen in Zusammenhang gebracht wird.

Nicht immer lässt sich exakt unterscheiden, ob sich die Depression auf den Körper auswirkt oder als Folgereaktion auf die körperlichen Beschwerden entsteht. Fakt ist, dass zwischen körperlichem und seelischem Wohlbefinden eine enge Beziehung besteht: Die krankheitstypische innere Anspannung führt zu einer erhöhten Anspannung der Muskeln und kann Kopf-, Nacken- und Rückenschmerzen verursachen. Der gefühlte Dauerstress befördert Herzstechen, Herzrasen und ein Beklemmungsgefühl in der Brust. Auch hinter Symptomen wie Appetitverlust oder Verdauungsstörungen wie Blähungen, Durchfall und Verstopfung kann eine somatisierte Depression stecken.

Dysthymie

Bei dieser depressiven Verstimmung sind die Symptome, wie Müdigkeit und Erschöpfung, leicht ausgeprägt, halten aber über einen langen Zeitraum – in der Regel über zwei Jahre – an. Im Alltag „funktionieren“ die Betroffenen oft weiterhin. Sie bewältigen ihre beruflichen und familiären Aufgaben, allerdings meist nur unter großer Anstrengung. Bessere Episoden können sich mit lähmenden Beschwerden abwechseln. Auch Selbstzweifel und Konzentrationsstörungen sind typische Symptome. Oft ahnen die Betroffenen nicht, dass eine Krankheit vorliegt, und schreiben sich das vermeintliche Versagen selbst zu. Eine Dysthymie tritt meist erstmals im frühen Erwachsenenalter, aber auch im fortgeschrittenen Lebensalter auf, dann allerdings häufig nach einer durchlebten depressiven Phase, nach einem Trauerfall oder anderen großen Belastungen.

Depressive Anpassungsstörung

Sie wird auch Trauerreaktion genannt, da sie häufig nach dem Verlust eines nahen Menschen oder der Diagnose einer schweren Erkrankung auftritt. Allerdings geht eine depressive Anpassungsstörung über eine normale Trauerreaktion hinaus. Im Vergleich zu anderen Formen gibt es also einen benennbaren Auslöser für die Erkrankung. Die Betroffenen leiden an belastenden Gedanken und sind übermäßig besorgt. Dieses Gedanken- und Gefühlschaos kann zu Interessenverlust, Schlaf- und Konzentrationsproblemen führen. Oftmals lässt sich die depressive Anpassungsstörung nicht eindeutig von der unipolaren Depression abgrenzen. Im Gegensatz zur unipolaren Depression lassen die Symptome jedoch meist nach fünf bis sechs Monaten nach. Die trüben Gefühle treten wellenartig auf und Betroffene können sich weiterhin an schönen Momenten erfreuen. Selbstzweifel und Schuldgefühle kommen seltener vor, ebenso Symptome wie frühes Erwachen oder Appetitverlust.

Saisonale Depression

Sie wird auch Winterdepression genannt, da sie normalerweise in den eher sonnenarmen Monaten im Herbst und

AUS DEM LEBEN

KÖRPERLICHE BESCHWERDEN

Silvia H. war bis vor einem halben Jahr vielfältig interessiert, traf sich regelmäßig mit Freundinnen und genoss die gemeinsamen Ausflüge. Mit ihren 58 Jahren war sie körperlich fit und immer für einen Spaß zu haben. An den Wochenenden liebte sie es, mit ihrem Mann wandern zu gehen. Doch wenn er nun Touren vorschlug, zuckte sie nur mit den Schultern. Sie fühlte sich in letzter Zeit so müde, Rücken und Nacken schmerzten. Wandern zu gehen erschien ihr unmöglich. Auch die Kopfschmerzen, die sie schon früher gelegentlich hatte, waren mittlerweile zum ständigen Begleiter geworden. Nachts schlief sie schlecht, tagsüber lag Silvia H. bedrückt auf dem Sofa und fühlte sich minderwertig. „Ist ja kein Wunder, dass mir meine gesundheitlichen Probleme auf die Seele schlagen", sagte sie. Schließlich konnte ihr Mann sie überreden, sich an den Hausarzt zu wenden. Es zeigte sich, dass es sich eher andersherum verhielt. Der Arzt diagnostizierte eine somatisierte Depression. Die körperlichen Anzeichen waren die Symptome und nicht die Ursache.

Winter auftritt. Meist ist die Erkrankung mild ausgeprägt, kann jedoch auch mit stärkeren Symptomen einhergehen. Typisch sind Erschöpfung und Müdigkeit, auch Konzentrationsstörungen kommen oft vor. Ob es sich tatsächlich um eine saisonal abhängige Störung handelt, um eine andere Form der Depression oder eine sonstige psychische Erkrankung, sollte medizinisch abgeklärt werden.

Bipolare Störung

Eine bipolare Störung ist ein eigenes Krankheitsbild, bei dem die Menschen zwischen zwei Extremen schwanken: depressiven und manischen Phasen. Während der manischen Phase sind sie auffällig euphorisch, voller Energie und überdreht. Manchmal reichen ihnen schon drei Stunden Schlaf. Sie haben ein hohes Selbstwertgefühl, fühlen sich sehr gut

BURN-OUT – IST DAS EINE DEPRESSION?

Burn-out (engl. to burn out: „ausbrennen“) wird häufig im Zusammenhang mit Depressionen genannt und die Begriffe werden verwechselt. Laut den medizinischen Leitlinien ist ein Burn-out ein Syndrom körperlicher, emotionaler und geistiger Erschöpfung, das die Leistungsfähigkeit vermindert. Typische Anzeichen sind körperliche Beschwerden wie Schlafstörungen, aber auch Magenbeschwerden, Rücken- oder Kopfschmerzen. Ein Burn-out entsteht oft durch die Überlastung in einem bestimmten Bereich, etwa am Arbeitsplatz oder durch die Pflege eines Angehörigen. Bei einem Burn-out ist es wichtig, wieder eine gesunde Balance zwischen Arbeit und Entspannung zu erlernen. Dazu können Stressbewältigungs- und Entspannungsmethoden, Entlastung, aber auch Bewegung beitragen. Ein Burn-out kann sich allerdings auch zu einer Depression entwickeln und sollte stets ernst genommen und vom Arzt abgeklärt werden.

und neigen zur Selbstüberschätzung. Ihre Entscheidungen sind unüberlegt und impulsiv, sie handeln teilweise rücksichtslos. Auch aggressive Reaktionen kommen vor. Das Lustempfinden ist meist deutlich gesteigert.

Die manischen Phasen wechseln sich ab mit depressiven Phasen. In diesen erleben die Betroffenen typische Symptome der Depression: Sie sind niedergeschlagen, betrübt, freud- und antriebslos. Kippt der Zustand von der Manie in die Depression, wird dies oft als sehr drastisch erlebt. Meist dauern die depressiven Phasen länger an als die manischen. Die einzelnen Phasen können in ihrer Ausprägung unterschiedlich intensiv sein.

Schwangerschafts- und Wochenbettdepression

Ein Kind zu bekommen ist eine sensible Phase im Leben einer Frau, verbunden mit Freude, aber auch mit Unsicherheit und Belastungen. Kurz nach der Geburt zeigen viele Frauen kurzzeitig depressive Symptome. Sie fühlen sich ängstlich, erschöpft, unruhig, traurig und sind weinerlich. Das ist aufgrund der massiven Hormonumstellung durch die Geburt normal. Halten diese Symptome länger als zwei Wochen an, sind sie sehr belastend oder kommen Gedanken an Selbst- oder Fremdverletzung dazu, ist es wichtig, sich frühzeitig Hilfe zu holen. Das Risiko, an einer Wochenbettdepression zu erkranken, ist erhöht, wenn bereits in der Vergangenheit eine Depression oder andere psychische Störung vorlag, die Geburt als traumatisch erlebt wurde oder die Lebensumstände belastend sind. Die Wochenbettdepression gehört ebenso behandelt wie jede andere Depression. Frauen können auch bereits in der Schwangerschaft an einer Depression erkranken. Diese sollte so früh wie möglich behandelt werden, da sie die Geburt beeinflusst und die Mutter-Kind-Bindung langfristig beeinträchtigen kann.

Wie zeigen sich Depressionen?

Typisch für Depressionen ist die traurige, betrübte Stimmung. Doch sie ist nicht das einzige Symptom und nicht immer steht die depressive Verstimmtheit im Vordergrund. Die Liste der Anzeichen ist lang (siehe Seite 22) und variiert je nach Depressionsform (siehe ab Seite 14). Eine Depression verändert nicht nur das Gefühlsleben, sondern auch das Denken und die Art und Weise, wie Betroffene sich und ihre Umwelt wahrnehmen – mit einem großen Hang zum negativen Denken.

Ob es sich „nur" um eine vorübergehende Laune handelt oder um eine Depression, ist für Laien schwer einzuschätzen. Die Erfahrung zeigt, dass Menschen mit Depressionen oft erst Hilfe suchen, wenn sie sich schon massiv eingeschränkt fühlen. Häufig halten sie sich noch nicht für „krank genug" und setzen darauf, dass die depressive Phase wie eine dunkle Wolke von allein vorüberzieht. Andere ahnen gar nicht, dass sich hinter den Symptomen wie Erschöpfung, Selbstzweifeln, Niedergeschlagenheit eine Krankheit verbirgt.

Dazu kommt: Einzelne Anzeichen einer Depression sind an sich nicht behandlungsbedürftig. Schließlich ist jeder einmal niedergeschlagen, antriebslos und erlebt grautrübe

Nebeltage. Zudem können depressive Symptome auch andere Ursachen haben wie Angsterkrankungen oder Essstörungen.

Die Symptome richtig deuten

Wann weisen depressive Verstimmungen auf eine Depression hin? Wie unterscheidet sich eine Depression von einem vorübergehenden Stimmungstief? Um diese Fragen zu beantworten, ist es ratsam, sich mit den Symptomen näher zu beschäftigen. Fachleute unterscheiden Haupt- und Zusatzsymptome (siehe Seite 22). Halten mindestens zwei Hauptsymptome und zwei Zusatzsymptome über mehr als zwei Wochen an, könnte es sich um eine Depression handeln. Ein Selbsttest kann einen Hinweis geben, eine Diagnose kann aber nur ein Experte stellen. Wie die Diagnose Depression gestellt wird, erfahren Sie ab Seite 26.

Teilweise machen sich zuerst körperliche Beschwerden bemerkbar, die zwar durch die Depression ausgelöst, aber nicht sofort damit in Verbindung gebracht werden. Dies können Schlaf- und Verdauungsstörungen, Schwindelgefühle, Kopf- und Rückenschmerzen, Engegefühl in der Brust und Herzrasen sein. Bereits bestehende körperliche Gesundheitsprobleme werden während einer depressiven Episode oftmals als schwerwiegender erlebt.

Wer schon einmal eine Depression hatte, dem fällt es in der Regel leichter, die Symptome zu erkennen. Wie viele psychische Erkrankungen verlaufen Depressionen oft in wiederkehrenden Episoden. Ist die Seele erkrankt, wächst sie nicht wieder zusammen wie ein gebrochenes Bein. Sie bleibt verletzlich und das Risiko eines Rückfalls ist hoch. So durchleben sechs von zehn Patienten mit Depressionen mindestens eine weitere Krankheitsphase.

MÖGLICHE ANZEICHEN EINER DEPRESSION

DIESE ANZEICHEN ZÄHLEN ZU DEN HAUPTSYMPTOMEN

- Depressive, gedrückte Stimmung
- Verlust von Freude und Interessen (Beruf, Haushalt, Hobbys, Familie und Freizeitaktivitäten)
- Verminderter Antrieb und schnelle Ermüdbarkeit, oft schon nach kleinen Anstrengungen, sozialer Rückzug

DIESE ANZEICHEN GELTEN ALS ZUSATZSYMPTOME

- Negative und pessimistische Zukunftsperspektiven, Hoffnungslosigkeit, Gefühl der Aussichtslosigkeit
- Vermindertes Selbstwertgefühl und Selbstvertrauen
- Konzentrations- und Aufmerksamkeitsprobleme
- Schlafstörungen (Schlaflosigkeit, Ein- oder Durchschlafstörungen, sehr frühes Erwachen, sehr hohes Schlafbedürfnis)
- Große innere Unruhe, Zappeln, großer Rededrang
- Verzögerte Reaktionen, langsame Bewegungen, Wortkargheit, reduzierte Mimik
- Suizidgedanken oder -handlungen
- Schuldgefühle, Selbstvorwürfe
- Verminderter Appetit, hoher Gewichtsverlust, selten auch großer Appetit

Ob die Depression wiederkehrt, hängt von verschiedenen Faktoren ab. Eine Rolle spielt die Dauer der Erkrankung: Je länger die Depression anhält, umso größer ist die Gefahr eines Rückfalls. Deswegen sollten Sie erste Warnzeichen bei Ihrem Angehörigen immer ernst nehmen und sich frühzeitig Unterstützung suchen.

Weiterhin gilt: Das Rückfallrisiko ist umso höher, je mehr depressive Episoden die betroffene Person bereits durchlebt hat, je kürzer der Zeitraum zwischen den Krankheitsphasen war, je schwerer die Symptome aufgetreten sind und je jünger die Person bei erstmaligem Auftreten der Erkrankung war.

Depressionen im Alter oder Demenz?

Depressionen betreffen viele ältere Menschen – häufig werden sie jedoch nicht erkannt oder als Alterserscheinung abgetan. Der Ausstieg aus dem Beruf geht für die meisten Menschen mit einem Verlust sozialer Kontakte einher. Auch wenn der Partner stirbt oder eine schwere Krankheit festgestellt wird, kann dies Gefühle wie Angst, Sorge und Trauer hervorrufen, die nicht mehr weichen wollen. Im Alter verstecken sich Depressionen oft hinter körperlichen Beschwerden wie Kopfschmerzen oder Schlafstörungen. Wer antriebslos am Tag und schlaflos in der Nacht ist, weil die Gedanken immerzu kreisen, wer ständig um vier Uhr in der Früh aufwacht und nicht mehr zur Ruhe kommt, sollte seinen Arzt darauf ansprechen.

Eine Depression bei älteren Menschen wird häufig mitunter auch deshalb nicht erkannt, weil hinter den Symptomen eine Demenz vermutet wird. Die Anzeichen können sich dabei durchaus ähneln: kognitive Einschränkungen, Konzentrationsprobleme, Sprachstörungen und Sinnestäuschungen. Treten diese Symptome auf, sollte man sich frühzeitig von einem Arzt untersuchen lassen.

Wann zum Arzt?

Ein kurzer Selbsttest kann Hinweise liefern, ob es sich bei der getrübten Stimmung um eine Depression handeln könnte. Der Test wurde auf Grundlage der Forschungskriterien der ICD-10 der Weltgesundheitsorganisation (WHO) entwickelt. Sie können den Test mit Ihrem Angehörigen machen oder ihn diesen selbstständig durchführen lassen, wenn Sie eine Depression vermuten. Wichtig zur Durchführung: Beantworten Sie beziehungsweise Ihr Angehöriger die Fragen in Hinsicht darauf, ob die Symptome seit mindestens zwei Wochen bestehen.

SELBSTTEST
Wie oft fühlten Sie sich im Verlauf der vergangenen zwei Wochen durch die folgenden Beschwerden beeinträchtigt?

So geht's: Bitte tragen Sie für jede Frage den für Sie zutreffenden Punktwert in das entsprechende Feld ein. Addieren Sie am Ende alle Punktwerte.
Überhaupt nicht: 0 Punkte | an einzelnen Tagen: 1 Punkt
an mehr als der Hälfte der Tage: 2 Punkte | beinahe jeden Tag: 3 Punkte

1. Wenig Interesse oder Freude an Ihren Tätigkeiten ☐
2. Niedergeschlagenheit, Schwermut oder Hoffnungslosigkeit ☐
3. Schwierigkeiten, ein- oder durchzuschlafen, oder vermehrter Schlaf ☐
4. Schlechte Meinung von sich selbst; Gefühl, ein Versager zu sein oder die Familie enttäuscht zu haben ☐

5 Schwierigkeiten, sich auf etwas zu konzentrieren, zum Beispiel beim Zeitunglesen oder Fernsehen ☐

6 Müdigkeit oder das Gefühl, keine Energie zu haben ☐

7 Verminderter Appetit oder übermäßiges Bedürfnis nach Essen ☐

8 Waren Ihre Bewegungen oder Ihre Sprache so verlangsamt, dass es auch anderen auffallen würde? Oder waren Sie im Gegenteil zappelig oder ruhelos und hatten dadurch einen stärkeren Bewegungsdrang als sonst? ☐

9 Gedanken, dass Sie lieber tot wären oder sich Leid zufügen möchten ☐

AUSWERTUNG:

0–9 Punkte	unauffällig
10–14 Punkte	Verdacht auf eine leichtgradige Depression
15–19 Punkte	Verdacht auf eine mittelgradige Depression
20–27 Punkte	Verdacht auf eine schwergradige Depression

Achtung: Das Ergebnis des Fragebogens kann keine fachliche Diagnose ersetzen. Diese muss der Arzt stellen, der weitere Informationen einbezieht.

Quelle: Deutsche Übersetzung und Validierung des „Brief PatientHealth Questionnaire“ durch B. Löwe, S. Zipfel und W. Herzog, Medizinische Universitätsklinik Heidelberg

So wird die Diagnose gestellt

Falls Sie bei Ihrem Angehörigen über mehr als zwei Wochen Zeichen einer Depression beobachten, sollten Sie ihn darin bestärken, sich an einen Arzt zu wenden. Dieser wird Fragen zur medizinischen Vorgeschichte, zur derzeitigen Lebenssituation, zu Belastungen und aktuellen Beschwerden stellen.

Erste Anlaufstelle: Hausarzt

Der Gang zum Hausarzt hat viele Vorteile: Er kennt seine Patienten oft über Jahre hinweg und ist mit der Familiengeschichte vertraut. Auch fällt ein Gespräch mit dem Hausarzt leichter, sofern ein Vertrauensverhältnis besteht. Dennoch stellen Betroffene oft körperliche Symptome in den Vordergrund. Je mehr sie jedoch über ihre psychischen Beschwerden wie finstere Gedanken und Freudlosigkeit erzählen, umso besser kann der Arzt eine Depression diagnostizieren.

Zusätzlich wird der Hausarzt ein großes Blutbild machen und Untersuchungen durchführen, um andere Krankheiten auszuschließen. Schilddrüsenerkrankungen oder Störungen der Nebennierenfunktion beispielsweise können ähnliche Symptome wie eine Depression auslösen. Er prüft Medikamente, die bereits eingenommen werden, da einige Arzneimittel depressive Verstimmungen verursachen oder fördern.

Beim Hausarzt profitieren Betroffene zudem meist von relativ kurzen Wartezeiten auf einen Termin. Denn je früher die Diagnose Depression gestellt wird und die Behandlung beginnt, desto milder und kürzer ist meist der Verlauf.

Noch etwas spricht für den Hausarzt: Dieser ist vor Ort in der Regel gut vernetzt und kann eine geeignete Fachpraxis oder spezialisierte Ambulanz für die weitere Behandlung und Psychotherapie empfehlen. Im akuten Fall wird er eine Krankschreibung ausstellen. Dies kann Menschen mit Burn-out oder Depression die nötige Ruhe geben, um sich

SCHRITTEN
ZUR DIAGNOSE

1. **DER ERSTE SCHRITT FÜHRT MEIST ZUM HAUSARZT.** Er führt eine körperliche Untersuchung durch und nimmt Blut ab. Auch ein ausführliches Gespräch (Anamnese) gehört zur ersten Untersuchung und Einschätzung.

2. Für eine differenzierte Diagnose wird der Hausarzt an einen niedergelassenen **PSYCHIATER ODER NEUROLOGEN ODER AN EINE KLINIK** verweisen. Dort werden weiterführende Untersuchungen gemacht und Gespräche geführt. Dazu nutzt der Arzt standardisierte Fragebögen.

3. Sind weitere körperliche Untersuchungen notwendig, wie eine **UNTERSUCHUNG DER HIRNSTRÖME (EEG) ODER EINE MAGNETRESONANZ- ODER KERNSPINTOMOGRAPHIE,** wird der niedergelassene Arzt an eine Klinik überweisen.

4. Der behandelnde Facharzt erläutert die Diagnose und bespricht mit dem Patienten, welche **BEHANDLUNGSMÖGLICHKEITEN** infrage kommen und ob diese ambulant oder stationär stattfinden sollten.

zu erholen oder sich Zeit für die Therapie zu nehmen. Der Hausarzt kann auch eine Behandlung mit Antidepressiva beginnen, die in vielen Fällen erst eine Psychotherapie ermöglicht. Selbst nach der Überweisung an einen Facharzt oder eine Klinik bleibt er für seine Patienten wichtiger Ansprechpartner, um die Behandlung zu begleiten.

Die Untersuchung beim Facharzt

Der direkte Besuch beim Facharzt empfiehlt sich bei schweren Depressionen, wenn eine erneute depressive Phase auftritt oder der Betroffene gefährdet ist. Eine Überweisung ist nicht zwingend notwendig (nur wer an einer hausarztzentrierten Versorgung der Krankenkasse teilnimmt, muss zunächst den Hausarzt aufsuchen). Fachärzte für psychische Erkrankungen sind: Psychiater, Neurologen, Ärzte für psychosomatische Medizin und ärztliche Psychotherapeuten. Sie können anhand einer differenzierten Diagnose einschätzen, ob depressive Patienten Medikamente, eine Psychotherapie oder eine Kombination aus beidem benötigen. Außerdem sind Fachärzte in der Lage, andere psychische Störungen und Krankheiten wie beispielsweise Zwänge oder Angststörungen abzugrenzen und organische Erkrankungen auszuschließen. Hinter depressiven Symptomen können auch ein Hirntumor, Multiple Sklerose, Hirnhautentzündung, Epilepsie oder Migräne stecken. Für Kinder und Jugendliche gibt es speziell ausgebildete Kinder- und Jugendlichen-Psychotherapeuten.

Der Facharzt wird zunächst ein Gespräch führen. Auch standardisierte Fragebögen kommen zum Einsatz, etwa das Beck-Depressions-Inventar, mit dem der Betroffene sich selbst beurteilt. Oft kann es hilfreich sein, einen Angehörigen für die Diagnose einzubeziehen. Es gibt auch Methoden zur

GUT VORBEREITET INS ARZTGESPRÄCH

Es kann hilfreich sein, Ihren Angehörigen zum Arzt oder Therapeuten zu begleiten, denn Betroffenen fällt es oft schwer, ausführlich Auskunft zu geben. Dies ist jedoch für den Arzt/Therapeuten wichtig, um sich ein genaues Bild machen zu können. Außerdem fühlt sich Ihr Angehöriger in Ihrer Begleitung nicht allein gelassen. Vor dem Besuch sollten Sie folgende Fragen durchdenken:

- Welche körperlichen Beschwerden treten auf? Notieren Sie auch Symptome, die scheinbar nichts mit Depressionen zu tun haben. Sind es Kopf- oder Rückenschmerzen, Verdauungsprobleme, ein Druckgefühl in Hals und Brust?
- Inwieweit ist es zu Verhaltensveränderungen gekommen? Werden Hobbys und Freizeitaktivitäten weiterhin ausgeführt und bereiten Freude?
- Hat sich das Schlafverhalten verändert? Wacht der Betroffene regelmäßig sehr früh morgens auf? Schläft er durch?
- Hat sich der Appetit verändert? Hat der Betroffene abgenommen?
- Wie ist das Gefühlserleben, hat es sich verändert? Hier kann ein Emotionstagebuch/-protokoll gute Dienste leisten.
- Haben die Konzentrations- und/oder Leistungsfähigkeit abgenommen?
- Wie spricht der Betroffene über sich? Äußert er Lebensmüdigkeit?
- Wann sind die Beschwerden erstmals aufgetreten? Versuchen Sie möglichst genau zu benennen, wie lange sie schon anhalten und wie sie sich entwickelt haben. Sind sie andauernd oder phasenweise?
- Gibt es psychische Vorerkrankungen? Hat/hatte ein Familienmitglied eine Depression oder eine andere psychische Erkrankung?
- Wie ist die familiäre/berufliche Situation? Gibt es Stress oder große Probleme?
- Welche Medikamente werden regelmäßig genommen? Auch frei verkäufliche Präparate gehören auf die Liste.
- Schreiben Sie Ihre Fragen auf, damit Sie diese im Gespräch nicht vergessen.

Fremdeinschätzung: Dabei befragen geschulte Untersucher den Betroffenen. Hierzu standardisierte Fragebögen sind die Hamilton Depressions-Skala oder die Montgomery Asberg Depressionsskala. Für die Wochenbettdepression ist die Edinburgh-Postnatal-Depressions-Skala (EPDS) eine gängige Methode. Die Punktezahlen ergeben einen Wert, der dem Arzt einen Hinweis auf die Schwere der Depression liefert.

Wie schwer eine Depression ist, lässt sich übrigens nicht daran erkennen, wie sehr oder offensichtlich jemand leidet. Manche Patienten schaffen es, im Alltag relativ gut zu funktionieren, wenn auch nur unter großen Anstrengungen.

Psychologen und psychologische Psychotherapeuten

Genau wie Psychiater sind sie Experten für die seelische Gesundheit und behandeln Menschen mit Depressionen. Der Unterschied: Psychologen haben Psychologie studiert (Psychiater hingegen Medizin). Dies erlaubt jedoch noch nicht, dass sie Patienten behandeln dürfen. Voraussetzung dafür ist eine drei- bis fünfjährige Ausbildung mit anschließender psychotherapeutischer Prüfung oder ein Studium mit Approbation. Fachärzte und psychologische Psychotherapeuten können ihre Behandlung über die Krankenkasse abrechnen. Betroffene müssen nicht zuzahlen, sofern es sich dabei um ein sogenanntes Richtlinienverfahren handelt. Wichtig zu wissen: Nur Ärzte dürfen Medikamente verschreiben.

Weitere Ansprechpartner

Viele Coaches und Heilpraktiker bieten Unterstützung und Psychotherapie an. Diese wird meist nicht von der Krankenkasse übernommen. Sie sollten sich vorab ausführlich informieren.

Welche Behandlungsmöglichkeiten gibt es?

Die Wahl der Behandlung richtet sich nach dem Schweregrad der Depression. Manchmal genügen bei leichten Depressionen wenige therapeutische Schritte, Selbsthilfe und Beratung und die Beschwerden verschwinden innerhalb weniger Wochen. Oft brauchen Betroffene jedoch eine längere Begleitung mit Arzneimitteln, Psychotherapie oder eine Kombination aus beidem. Bei schweren Depressionen oder akuten Krisen kann eine stationäre Behandlung in einer Klinik sinnvoll sein. Auch die Behandlung in einer Tagesklinik, in welcher der Betroffene tagsüber an verschiedenen Therapieangeboten teilnimmt und abends nach Hause geht, ist eine Option. Jeglicher Klinikaufenthalt erfolgt auf ärztliche Überweisung. Bei Suizidgedanken ist rasche, fundierte Hilfe wichtig und oft auch der Aufenthalt in einer Klinik ratsam (siehe Seite 89).

Je nach Krankheitsphase wird die Behandlung über die Dauer immer wieder neu angepasst. In der akuten schwer depressiven Phase sind Medikamente oft unabdingbar, um eine Psychotherapie beginnen zu können. Nach Abklingen der Symptome ist über eine gewisse Zeit eine sogenannte Erhaltungstherapie nötig, um Rückfällen vorzubeugen.

Im Folgenden erfahren Sie mehr über die Behandlungsmöglichkeiten, wann und wie Psychotherapie, Arzneimitteltherapie und ergänzende Maßnahmen angewendet werden:

Die erste Säule: Psychotherapie

Sie ist ein wichtiger Baustein in der Behandlung von leichten, mittelschweren und schweren Depressionen. In der Therapie wird über die Ursachen der depressiven Phase gesprochen, über die Lebensumstände, bisherige Bewältigungsmethoden sowie innere und äußere Konflikte. Die Betroffenen lernen ihre persönlichen Risikofaktoren kennen und frühe Warnzeichen richtig zu deuten. Eine Psychotherapie wirkt langfristig: Die erlernten Maßnahmen helfen, in künftigen Belastungssituationen anders mit Gedanken und Gefühlen umzugehen. Eine Therapie kann als Einzel-, Paar- oder Gruppentherapie stattfinden.

Es gibt verschiedene Formen der Psychotherapie, die unterschiedlichen Ansätzen folgen. Pauschal lässt sich nicht sagen, welche Therapieform „die richtige" ist. Ob und welche Psychotherapie geeignet ist, wird der behandelnde Experte mit Ihrem Angehörigen besprechen. Doch nicht immer haben Betroffene die freie Wahl, da Therapieplätze rar sind. Die Wartezeit kann mehrere Monate betragen. Um sie zu überbrücken, lassen sich Angebote von Beratungsstellen, psychotherapeutischen Ambulanzen, Selbsthilfegruppen oder digitale Angebote nutzen. Bei akuten Krisen sollte man sich an entsprechende Stellen wenden (siehe ab Seite 114).

Für alle Therapieformen gilt: Es ist grundlegend, dass sich der Patient wohlfühlt und eine vertrauensvolle Beziehung zu seinem Therapeuten aufbauen kann, denn eine Psychotherapie lebt vom offenen Gespräch zwischen Therapeut und Patient. In Probesitzungen kann man prüfen, ob man sich angenommen fühlt und öffnen kann. Nur wer bereit ist, über seine Erfahrungen, Gedanken und Gefühle frei und ehrlich zu reflektieren, kann daran arbeiten und erfolgreich etwas verändern. Der Therapeut hilft, den ersten Schritt aufzuzeigen, gehen und handeln jedoch muss der Patient selbst.

STATIONÄR ODER AMBULANT?

Eine stationäre Therapie in einer Klinik kann hilfreich sein. Sie wird empfohlen, wenn:

- Suizidgefahr besteht
- Die Krankheit so ausgeprägt ist, dass eine ambulante Therapie nicht ausreicht oder erfolglos bleibt
- Sich die Wartezeit auf einen Therapieplatz ständig verzögert
- Die Lebensumstände aktuell sehr belastend sind und der Betroffene Distanz und eine Pause von seinem Umfeld benötigt
- Die Depression hartnäckig ist und der Betroffene ohne ein soziales Umfeld ist
- Die Gefahr besteht, dass die Depression chronisch wird
- Der erfolgreiche Umgang mit der Erkrankung im Sinne einer Rehabilitation gefestigt werden soll

Folgende Therapieformen sind in Deutschland für die Behandlung von Depressionen anerkannt:

Die **Verhaltenstherapie** zielt darauf ab, depressionsauslösende Faktoren herauszufinden und den Umgang damit aktiv zu verändern. Im Gespräch werden aktuelle Probleme und das Verhalten in schwierigen Situationen analysiert. Verhaltenstherapeuten geben Anleitungen und Hausaufgaben, um starre Denkmuster durch alternative Gedanken zu ersetzen. So werden Alltagsroutinen nachhaltig abgewandelt und ein anderer Umgang mit Belastungen eingeübt. Eine geregelte Tagesstruktur und positive Aktivitäten spielen eine wichtige Rolle. Die Verhaltenstherapie kann in Einzelsitzungen oder Gruppenarbeit stattfinden, in der Regel einmal pro Woche. Die Behandlungsdauer beträgt zwischen zwölf Wochen und über einem Jahr.

Bei der **analytischen Psychotherapie** (Psychoanalyse) geht man davon aus, dass aktuelle Probleme und Konflikte mit unbewussten und unbearbeiteten Konflikten zusammenhängen. Die depressiven Symptome werden etwa mit dem Bindungserleben und belastenden Beziehungen in der Kindheit in Verbindung gebracht. Psychoanalytische Therapien finden in Einzelsitzungen statt, in der klassischen Form im Liegen, und die Patienten erzählen frei, was ihnen durch den Kopf geht. Der Therapeut hält sich zurück, stellt kaum Fragen und weist lediglich auf mögliche Zusammenhänge hin. Wichtig ist dabei die sogenannte Übertragung: In der Beziehung zum Therapeuten und dabei auftretenden Konflikten sollen verdrängte Emotionen und Erwartungen zum Vorschein kommen, aufgearbeitet werden und dadurch wieder verschwinden. Psychoanalyse ist ein recht aufwendiges Verfahren und die Patienten müssen bereit sein, sich intensiv mit ihrem Leben zu beschäftigen. Die Sitzungen finden zwei- bis dreimal pro Woche statt und dauern mehrere Monate bis Jahre.

Auch die **tiefenpsychologisch fundierte Psychotherapie** geht von problematischen Beziehungsmustern und Verlusterleben in der Kindheit aus, die reaktiviert werden, aber auch von aktuelleren inneren Konflikten. Das Gespräch mit dem Therapeuten soll Grundkonflikte und frühe Verletzungen aufdecken, um die damit verbundenen Gefühle und Erinnerungen zu verstehen und zu bearbeiten. Diese Einsichten helfen, aktuelle Probleme zu bewältigen und Konflikte besser zu bearbeiten. Der Therapeut ist wesentlich aktiver als in der analytischen Psychotherapie. Er erklärt dem Patienten seine seelischen Vorgänge und erläutert problematische

Muster. Die Sitzungen finden meist einmal pro Woche statt und dauern mehrere Monate bis zu Jahren.

Bei der systemischen Therapie wird der Mensch im Zusammenhang mit seinem System – Familie, Arbeit, Schule usw. – betrachtet. Eine depressive Störung wird nicht als Problem der einzelnen Person gesehen, sondern als Folge der Störung des Systems. Eine häufig genutzte Methode ist die Familienaufstellung: Dabei positioniert der Patient Stellvertreter seiner Angehörigen so im Raum, wie er die Beziehung zwischen ihnen und sich wahrnimmt. Auf diese Weise werden das Miteinander der Eltern, Geschwister oder Großeltern sowie die typischen unbewussten Verhaltensmuster in diesem Familiensystem sichtbar. Es geht darum, herauszufinden, welche Funktion die Depression hat, und zu erkennen, wie sich diese umdeuten lässt. Wichtig für dieses Verständnis ist, dass der Patient auch die Sichtweise der anderen einnimmt, also eine Art Rollentausch vollzieht. Dadurch werden Ressourcen sichtbar und es lassen sich Lösungen und neue Verhaltensmuster entwickeln. Im Unterschied zu den anderen hier vorgestellten Verfahren finden die Termine oft in größeren Abständen statt, meist alle zwei bis vier Wochen.

Die zweite Säule: Medikamentöse Therapie mit Antidepressiva

Bei einer schweren oder auch mittelschweren depressiven Phase raten Experten zu einer Arzneimitteltherapie mit verschiedenen Antidepressiva, die alle ähnlich wirken: Sie beeinflussen die Botenstoffe Serotonin und Noradrenalin im Gehirn und sorgen dafür, dass die Signale wieder richtig zwischen den Nervenzellen weitergeleitet werden. So kommt

AUS DEM LEBEN

VERTRAUEN AUFBAUEN

Heiner G. kämpft seit Jahren mit depressiven Verstimmungen. Die Belastungen prasseln auf den 52-Jährigen ein: Scheidung, Suizidversuch eines Familienmitglieds, zwei Freunde sterben, Stress im Job. Heiner fühlt sich überfordert, liegt nachts im Bett, grübelt und findet keinen Schlaf. Er weiß, dass er Hilfe braucht, denn der Schlafmangel schlägt auch auf seine Stimmung. Nach langem Zögern wendet er sich an eine Therapeutin. Doch fällt es ihm in den ersten Probesitzungen schwer, sich zu öffnen. Er fühlt sich unverstanden und geht nicht mehr zu den Sitzungen. Er funktioniert im Alltag, aber eigentlich will Heiner „einfach nur tot sein". Die Hausärztin macht Mut, es noch einmal zu versuchen. Heiner wendet sich an eine andere Therapeutin. Sie analysieren systematisch, woher die Gedanken und Gefühle kommen. Gemeinsam identifizieren sie Bezugspersonen und darüber entstandene Prägungen, etwa über Heiners Vater: ‚Ich darf keine Fehler machen, sonst bin ich wertlos.' „Solche Erfahrungen führen dazu, dass man an Beziehungen automatisch negative Erwartungen hat", erklärt die Therapeutin. Sie betrachten weitere Situationen aus Heiners Leben, es geht viel um Erwartungen. Mit der Psychologin entwickelt sich ein vertrauensvolles Verhältnis. Heiner fühlt sich mittlerweile sicherer darin, seine Rolle und die der anderen zu beurteilen. Aber es fällt ihm immer noch schwer, Fehler einzugestehen oder sich von anderen Menschen abzugrenzen. Er versucht, höflich zu sein und dennoch bestimmt.

der Stoffwechsel im Gehirn zurück ins Gleichgewicht. Antidepressiva machen die Psychotherapie häufig erst möglich, weil sich die Patienten dadurch etwas stabilisieren können.

Wichtig zu wissen: Die Wirkung von Antidepressiva setzt langsam ein. Meist spüren Betroffene erst drei bis vier Wochen nach Einnahmebeginn positive Veränderungen. Zeigt sich nach vier bis sechs Wochen keine spürbare Besserung, wird der behandelnde Arzt die begonnene Therapie überprüfen. Dann kann es sein, dass er die Dosierung verändert, ein anderes Antidepressivum hinzugenommen oder das

Medikament getauscht wird. Nicht selten bedarf es ein wenig des Ausprobierens, um das passende Antidepressivum zu finden. Allerdings muss man gerade in den ersten Wochen der Behandlung auch achtsam sein: Manche Antidepressiva steigern zuerst den Antrieb und verbessern erst dann die Stimmung. Das kann bei Personen mit Suizidgedanken gefährlich sein. Seien Sie also wachsam, sprechen Sie mit Ihrem Angehörigen über seine Gefühlslage und stellen Sie ihn sofort bei einem Arzt vor, falls er Suizidgedanken äußert. Auch wenn die Symptome sich verschlechtern, sollten Sie sich gemeinsam an den behandelnden Arzt wenden.

Zu Beginn der Behandlung ist es wichtig, dass der Arzt den Patienten engmaschig begleitet. Ihr Angehöriger wird also regelmäßige Termine wahrnehmen müssen. Bei diesen Terminen sollten auch Nebenwirkungen besprochen werden. Üblicherweise treten diese bereits in den ersten Tagen nach Einnahmebeginn auf. Es kann zu Verdauungsproblemen, trockenem Mund, Appetitlosigkeit, Übelkeit, Unruhe, Müdigkeit und verminderter sexueller Lust kommen. Sprechen Sie den Arzt oder Apotheker darauf an, wenn Ihrem Angehörigen Nebenwirkungen Probleme bereiten. Keinesfalls jedoch sollte das verordnete Medikament eigenständig abgesetzt werden.

Manche Antidepressiva wirken sich ungünstig auf den Blutzuckerspiegel aus und fördern eine Gewichtszunahme. Liegen neben der Depression noch andere Erkrankungen vor, beispielsweise Diabetes, sollte der behandelnde Arzt oder die Ärztin mit einbezogen werden. Auch in der Schwangerschaft oder Stillzeit ist besonderes Augenmerk notwendig. Bei Kindern und Jugendlichen werden andere Medikamente verordnet als bei Erwachsenen. Die richtigen Ansprechpartner sind Kinder- und Jugendlichen-Psychotherapeuten.

Es kann sein, dass Medikamente über mehrere Monate eingenommen werden müssen, gerade wenn das Rückfallrisiko erhöht ist. Viele Betroffene und Angehörige haben große Bedenken oder lehnen dies ab, weil sie eine Abhängigkeit oder dauerhafte Persönlichkeitsveränderung befürchten. Doch es ist eher das Gegenteil der Fall: Depressive Erkrankungen verändern biologische Abläufe im Gehirn und können so die Persönlichkeit überlagern. Antidepressiva wirken dem entgegen. Die Medikamente werden mindestens so lange eingenommen, bis die Symptome abklingen, häufig noch mehrere Monate darüber hinaus. Nach dieser sogenannten Erhaltungstherapie wird das Antidepressivum langsam in seiner Dosierung reduziert und nach Rücksprache abgesetzt.

Weitere Säulen: Ergänzende Therapien bei Depression

Menschen mit Depressionen können von zusätzlichen Therapien und Maßnahmen profitieren. Hier einige Beispiele:
Schulungsprogramme: Durch sie erhalten Betroffene umfangreiches Wissen über ihre Erkrankung. Zu verstehen, wie eine Depression entsteht und wie sie sich auswirkt, hilft, besser damit umzugehen. Viele Volkshochschulen, Kliniken oder Krankenkassen bieten Schulungen zum Thema Depression an. Auch Online-Programme dienen als Unterstützung. Sie arbeiten häufig nach dem verhaltenstherapeutischen Ansatz. Beide Varianten können die Zeit überbrücken, bis ein Therapeut gefunden ist. Ärzte dürfen Online-Programme oder Apps als digitale Gesundheitsanwendung verschreiben. Fragen Sie bei der zuständigen Krankenkasse danach.
Selbsthilfegruppen: Die Schilderungen von Menschen mit ähnlichen Problemen tragen dazu bei, die eigene Situation besser zu verstehen und mit Problemen umzugehen. Auch

Online-Gruppen fördern den Austausch und bieten Unterstützung im Alltag.

Sport- und Bewegungstherapie: Regelmäßige Bewegung im Alltag, am besten in der Gruppe, wirkt sich positiv auf die Stimmung aus und schafft feste Strukturen. Das können gezielte Trainingsprogramme sein oder individuelle Aktivitäten. Bewährt haben sich Ausdauersportarten. Es geht dabei nicht darum, einen spezifischen Sport auszuführen, sondern darum, die Sportart zu finden, die den persönlichen Fähigkeiten entspricht und Freude bereitet.

Wachtherapie/Schlafentzug: Sowohl zu viel als auch zu wenig Schlaf können depressive Symptome verstärken. Eine Wachtherapie wird bei schweren Depressionen oft ergänzend empfohlen. Sie kann die Stimmung aufhellen. Der Vorteil ist, dass sie sofort wirkt und leicht umsetzbar ist. Mehr zum Thema Schlafen finden Sie ab Seite 79.

Lichttherapie: Bei leichter bis mittelschwerer Depression in der dunklen Jahreszeit empfehlen Fachleute die Lichttherapie. Sie wird bei saisonalen Depressionen als ähnlich effektiv bewertet wie Medikamente und lässt sich einfach anwenden. Dabei wird weißes Kunstlicht auf die Augen gestrahlt. Die Sitzung kann in einer Praxis stattfinden oder zu Hause und somit gut in den Alltag integriert werden. Wer lichtempfindlich ist oder ein Augenleiden hat, sollte die Behandlung nur nach ärztlicher Rücksprache durchführen.

Ergotherapie: Sie trainiert die Konzentration und Belastungsfähigkeit im Alltag. Zudem hilft der Ergotherapeut dabei, den Alltag besser zu strukturieren. Ergotherapie sollte individuell und personenzentriert erfolgen.

Entspannungsverfahren: Sie sollten nur nach ärztlicher Rücksprache und unter fachkundiger Anleitung angewendet

IN 5 SCHRITTEN
ZUR PSYCHOTHERAPIE

1 **THERAPEUTENSUCHE:** Suche über den Hausarzt, die Krankenkasse oder die Kassenärztliche Vereinigung (KVB). Die Terminservicestelle „Psychotherapie" der KVB vermittelt zeitnah Sprechstunden, auch Probesitzungen und Akutbehandlungen. Die Wartezeit zwischen Anruf und Termin bei einem Therapeuten beträgt laut KVB maximal fünf Wochen, für eine Akutbehandlung maximal zwei Wochen.

2 **PSYCHOTHERAPEUTISCHE SPRECHSTUNDE:** In diesem Erstgespräch wird abgeklärt, welche Belastungen und Symptome vorliegen und ob eine Psychotherapie helfen kann. Diese Sprechstunde erfolgt vor jeder Therapie (außer der Betroffene wurde bis zu zwölf Monate vorher wegen einer psychischen Erkrankung in einem Krankenhaus oder einer Reha-Klinik behandelt). Der Therapeut klärt über die verschiedenen Psychotherapieverfahren auf und bespricht mit dem Patienten, welches Verfahren sich eignet. Es können bei Erwachsenen bis zu sechs Termine à 25 Minuten vereinbart werden. Bei Kindern und Jugendlichen sind es bis zu zehn Termine à 25 Minuten, vier davon auch mit Bezugspersonen und ohne dass das Kind anwesend ist.

3 **PROBESITZUNG:** Nach einer Sprechstunde folgen sogenannte probatorische Sitzungen. Erwachsene können vier, Kinder und Jugendliche bis zu sechs Probesitzungen in Anspruch nehmen. Der Psychotherapeut oder Psychologe kann diese auch ohne ärztliche Verschreibung abrechnen. Die Sitzungen dienen zum Kennenlernen und um zu prüfen, ob Therapeut und Patient eine vertrauensvolle Beziehung aufbauen können.

4 **ANTRAG KRANKENKASSE:** Bevor man eine Therapie beginnen kann, muss bei der Krankenkasse ein Antrag gestellt werden. Das Formular händigt der Therapeut aus. Dieses muss von einem Arzt ausgefüllt und bei der Krankenkasse eingereicht werden.

5 **THERAPIE:** Bei einer Kurzzeittherapie (zwölf Stunden) erhält nur der Patient eine Bestätigung der Kasse, dass die Therapie genehmigt wurde. Diese sollte man an den Therapeuten weiterleiten, damit begonnen werden kann. Eine Langzeittherapie beträgt 25 Stunden. Sie kann bei Bedarf verlängert werden, gegebenenfalls ist ein neuer Antrag notwendig. Wichtig zu wissen: Die Kostenübernahme ist an den Therapeuten gebunden und kann nicht einfach zu einem anderen Therapeuten mitgenommen werden.

werden. Kurse gibt es in Kliniken, Volkshochschulen oder Fitnessstudios. Hilfreiche Methoden sind progressive Muskelentspannung nach Jacobson, Yoga, autogenes Training und Meditation. Alternativ lassen sich diese Techniken auch mithilfe von Apps erlernen.

Kreative Therapien: Angebote wie Kunst- oder Musiktherapie werden vor allem in Kliniken eingesetzt und sind hilfreich für Menschen, denen es schwerfällt, ihre Gefühle und Gedanken zu äußern. Schöne Erfahrungen beim Malen, Singen oder Musizieren rufen positive Gedanken und Gefühle hervor. Auch ergeben sich soziale Kontakte, die für das Bewältigen der Depression hilfreich sein können.

Johanniskraut: Nach ärztlicher Rücksprache kann Johanniskraut zur Behandlung bei leichten bis mittelschweren Depressionen infrage kommen. Johanniskraut kann Wechselwirkungen mit vielen Arzneimitteln haben, unter anderem kann es die Wirkung der Antibabypille, von Antidepressiva oder Gerinnungshemmern beeinträchtigen. Zudem erhöht es die Lichtempfindlichkeit der Haut. Auch deshalb sollte unbedingt ein Arzt prüfen, ob sich Johanniskraut im Einzelfall zur Behandlung eignet.

Elektro-/Magnetkrampftherapie: Nur bei sehr schweren Depressionen und wenn keine andere Behandlung erfolgreich ist, empfehlen Ärzte diese Therapie. Bei einer Elektrokrampftherapie wird durch elektrischen Strom beziehungsweise durch Magnetfelder unter Vollnarkose ein Krampfanfall ausgelöst. Dadurch werden Hormone und Botenstoffe ausgeschüttet, die sich auf den Stoffwechsel im Gehirn auswirken.

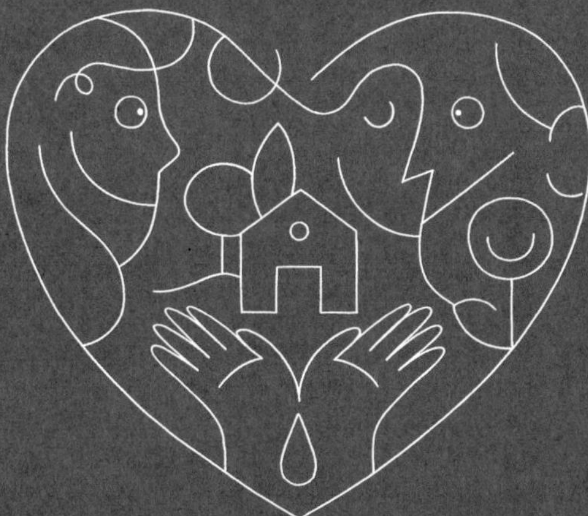

2

Einen gemeinsamen Weg finden

EIN GUTES MITEINANDER

Wenn sich der Alltag verändert

Depressionen kommen häufig vor und sind doch oft und lange unsichtbar. Das hängt damit zusammen, dass es nicht leichtfällt, die Veränderungen zu sehen und einzuordnen. Da sind zum einen die Betroffenen selbst, welche die Beschwerden nicht als Anzeichen einer Krankheit erkennen. Das kann daran liegen, dass die depressiven Verstimmungen durch eine chronische oder schwere Erkrankung verursacht werden und wie stille Begleiter nebenherlaufen. Studien zeigen, dass Menschen, die etwa mit Diabetes, Parkinson oder einer Krebserkrankung leben, anfälliger sind für Depressionen. Auch nach einer Demenzdiagnose ist das Risiko, an einer Depression zu erkranken, erhöht. Für die Betroffenen solcher Erkrankungen steht die Behandlung im Vordergrund. Ihrer trüben Stimmung widmen sie nur wenig Aufmerksamkeit.

Auch wenn keine Krankheit ursächlich hinter der depressiven Stimmung steckt, stehen körperliche Beschwerden teilweise an erster Stelle. Meist klagen Betroffene eher über ihre andauernden oder zunehmenden Rücken- oder Kopfschmerzen statt über psychische Symptome. Das hängt auch damit zusammen, dass es vielen Menschen leichterfällt,

DER PERSÖNLICHE BLICK

„Auch wenn die Seele im dunklen Tunnel feststeckt, geschehen schöne Dinge – diese Erkenntnis nahm ich mit aus den Morgenrunden und sie war ein wichtiger Genesungsschritt. Ich lernte …, dass ich sagen darf, dass es mir schlecht geht."

NORA FIELING, Depressions-Betroffene (aus: „Depression – und jetzt? Wegweiser einer Erfahrungsexpertin", Starks-Sture Verlag)

körperliche Beschwerden zu spüren und zu benennen als ihre Gefühle und Gedanken. Sich anderen zu öffnen bedarf einer Bereitschaft, genau hinzusehen und zu spüren.

Wenn alltägliche Dinge überfordern

Auch für Angehörige kann es schwierig sein, depressive Symptome einzuordnen. Sie kennen ihre Liebsten normalerweise gut und wissen, wie diese sich üblicherweise verhalten. Leidet jedoch die Person an einer Depression, können die Symptome subtil und schwer zu erkennen sein. Eine Depression verzerrt zudem häufig die Eigenwahrnehmung und Selbsteinschätzung. Ihr Angehöriger nimmt seine Umwelt vermutlich anders wahr als Sie – und zwar krankheitstypisch negativ. Für Menschen mit Depressionen fühlen sich schon alltagsübliche Tätigkeiten oft sehr schwer an. Das können einfache Dinge sein, etwa morgens aufstehen, duschen und

Kaffee zubereiten. In schweren Phasen wirkt schon der Gedanke daran so überfordernd, dass es ihnen nicht gelingt, aus dem Bett aufzustehen.

Viele Menschen mit Depressionen ziehen sich zurück, reden wenig und äußern ihre Emotionen nicht. Auf das Umfeld mag das wirken, als hätte die Person kein Interesse oder wolle keinen Kontakt mehr. Es gelingt oft nicht, mit den Betroffenen darüber zu sprechen, und falls doch, scheint es, als sei die Person nicht bereit, zuzugeben, dass sie ein Problem hat. Die veränderte Eigenwahrnehmung führt dazu, dass sie gar nicht erkennt, dass sie sich anders verhält und erkrankt ist. Menschen mit schweren Depressionen können ihre Gefühlswelt kaum nach außen tragen und erklären.

Wer das Gefühl nicht aus eigener Erfahrung kennt, kann vermutlich nicht nachempfinden, wie es dem Betroffenen wirklich geht. Es sind am ehesten die Veränderungen im Verhalten, die auf eine Depression hinweisen. Zum Beispiel können Betroffene plötzlich den Kontakt mit Freunden und Familie vermeiden oder ihre Freude an Aktivitäten verlieren, die sie normalerweise genießen. Ein weiteres Alarmsignal sind Schwierigkeiten, sich auf alltägliche Aufgaben zu konzentrieren oder ihre Arbeit zu bewältigen. Auch massive Schlafstörungen können Anzeichen einer Depression sein.

Miteinander im Gespräch bleiben

Depressionen entwickeln sich meist über einen längeren Zeitraum. Die Symptome verlaufen schleichend – und das kann es erschweren, die Krankheit zu erkennen, gerade wenn man tagtäglich mit der Person zusammenlebt. Hält die niedergeschlagene Stimmung über längere Zeit an, ist es oft schwierig, zu verstehen, dass dahinter mehr als nur

MINI-ÜBUNG: DEINE WELT VERSTEHEN

Für das Miteinander ist es hilfreich, wenn Sie versuchen, in die Haut Ihres Angehörigen zu schlüpfen und die Welt aus seiner Sicht wahrzunehmen. So kann es gelingen:

- Lassen Sie sich auf seine Welt ein wie ein neugieriger Forscher, der auf Erkundung ist.
- Vermeiden Sie es, das Verhalten zu interpretieren. Fragen Sie besser gezielt nach: „Wie geht es dir gerade?", „Was beschäftigt dich?"
- Finden Sie heraus, welche Bedürfnisse Ihr Gegenüber hat. Darüber zu sprechen schafft Selbstwirksamkeit, da Ihr Angehöriger spürt, dass Sprechen etwas auslöst.
- Werden Sie zum Zuhörer und lassen Sie Ihrem Angehörigen Zeit und Raum, sich zu äußern, wie er sein Umfeld wahrnimmt. „Welche Aufgaben fallen dir schwer?", „Was macht es leichter?"
- Zeigen Sie Ihrem Angehörigen, dass es andere Seiten an ihm gibt als die Depression, und weisen Sie ihn auf seine Stärken hin. Auch wenn diese durch die Krankheit verdeckt sind, so sind sie doch noch da. Indem Sie davon erzählen, machen Sie Ihrem Angehörigen Mut. Sie können sagen: „Ich kenne dich als jemanden, der …" oder „Ich weiß es zu schätzen, dass du …"

trübe Laune oder ein vermeintlicher Charakterzug steckt. Möglicherweise überschatten auch Lebensveränderungen die Situation. Eine Trennung ist ein massiver Einschnitt für viele Menschen, doch sie gehen damit unterschiedlich um.

Es bedarf vielen Mutes von Betroffenen, über ihre trüben Gefühle und Gedanken zu sprechen. Trotz Aufklärungskampagnen haftet psychischen Erkrankungen ein Makel an. Psychotherapie und Antidepressiva sind immer noch mit einem Stigma behaftet. Selbst in Familien wird kaum darüber gesprochen. Es kann sein, dass Ihr Angehöriger sich seiner trüben Stimmung schämt und sie nicht zum Thema machen will. Der wichtigste Schritt, den Sie machen können, ist, auf ihn zuzugehen und ehrliches Interesse zu zeigen.

Die Kommunikation erfordert viel Feingefühl. Am besten nutzen Sie Ich-Botschaften. Sie können sagen: „Ich habe beobachtet, dass es dir morgens schwerfällt aufzustehen und frage mich, ob es dir gut geht." Signalisieren Sie Ihrem Angehörigen, dass Sie seine Sorgen und Klagen ernst nehmen. Menschen mit Depression empfinden es als große Erleichterung, wenn sie sich für ihr Verhalten, ihre Gedanken und Gefühle nicht erklären müssen, sondern einfach angenommen werden und Verständnis finden. Verzichten Sie auf gut gemeinte Durchhalteparolen oder beschönigende Sätze wie „Das wird schon wieder". Besser ist es, wenn Sie in ein Gespräch einladen und fragen: „Wie geht es dir wirklich?"

Besonders viel Mut erfordert dies, wenn Sie das Gefühl haben, die Person hat keinen Lebensmut mehr. Es ist wichtig, Betroffene nicht zu verurteilen oder zu kritisieren, sondern ihnen zu zeigen, dass sie nicht allein sind. Das soziale Umfeld ist für Menschen mit Depression eine wichtige Stütze.

Miteinander in der Partnerschaft

Ist ein Mensch an einer Depression erkrankt, verändert das die Beziehungen zu seinem Umfeld. Häufig ist es eine Belastung für die Partnerschaft – die oft schon lange beginnt, bevor die Diagnose gestellt wird. Wann genau die ersten Veränderungen aufkamen und das vertraute Miteinander anfing, sich zu trüben, lässt sich später meist nicht mehr sagen.

Gerade in Partnerschaften kommt es durch die Depression zu einem Teufelskreis: Möglicherweise zieht sich der Partner zurück, scheint kein Interesse an gemeinsamen Aktivitäten zu haben. Anfangs wirkte es wie eine vorübergehende Phase, weil vielleicht im Job viel los war oder familiäre Verpflichtungen im Vordergrund standen. Doch der Rückzug wirkt auf den anderen wie mangelndes Interesse und persönliche Ablehnung, was die empfundene Distanz verstärkt. Das wiederum kann zur Folge haben, dass sich der Partner unverstanden fühlt und weiter in der Depression versinkt.

Viele Menschen mit Depressionen entwickeln Schuldgefühle. Sie nehmen nämlich durchaus wahr, dass sie nicht mehr wie gewohnt funktionieren und kein „guter Partner“ sind. Aber anstatt aktiv etwas zu verändern, ziehen sie sich weiter zurück – und die Konflikte nehmen zu, was wiederum die depressiven Symptome verstärkt. Wichtig zu wissen: Es liegt nicht am Unwillen Ihres Partners oder an Ihnen, sondern Ihr Gegenüber kann nicht anders.

Geht Ihr Partner auf Abstand, ist dies nicht gleich ein Zeichen für eine depressive Erkrankung. Es kann einfach bedeuten, dass andere Dinge, etwa Unsicherheiten im Job oder finanzielle Sorgen, gerade alle Aufmerksamkeit benötigen. Hält das vermeintliche Stimmungstief aber an und Sie nehmen Ihren Partner über mehrere Wochen ganz verändert wahr, sollten Sie dies ansprechen.

Menschen mit Depressionen haben häufig ein verzerrtes Selbstbild, ihnen ist oft nicht bewusst, dass sie übermäßig betrübt oder niedergeschlagen sind. Deshalb kommt Ihnen eine entscheidende Rolle zu, um depressive Symptome zu erkennen. Wenn Sie diese über drei bis vier Wochen bei Ihrem Partner wahrnehmen, sollten Sie ihn ermutigen, professionelle Hilfe in Anspruch zu nehmen.

Manche Betroffene reagieren darauf ruhig und akzeptieren den Vorschlag. Vielleicht sind sie sogar dankbar, weil sie sich nicht mehr allein gelassen fühlen oder verstecken müssen. Die Offenheit kann sie beide entlasten. Aber es kann ebenso sein, dass Ihr Gegenüber gereizt oder aggressiv reagiert. Manche Menschen flüchten auch in ihre Arbeit. Der Leidensdruck muss mitunter erst sehr hoch werden, bevor Erkrankte sich ärztlichen Rat suchen.

Die eigene Rolle finden

Für Ihren Partner sind Sie eine wichtige Konstante. Sie sind sein Anker und helfen ihm, nicht abzudriften. Damit können Sie enorm dazu beitragen, dass er seinen Weg aus der De-

AUS DEM LEBEN

WENN DER PARTNER LEIDET

Die 43-jährige Ivanka B. steckt in einer tiefen Krise. Morgens kann sie kaum aus dem Bett aufstehen. Es kostet sie enorme Kraft, ihre beiden Kinder anzuziehen und für den Kindergarten fertig zu machen. Zunächst nimmt sie die Niedergeschlagenheit als Stimmungstief wahr, mittlerweile weiß sie, dass sie an einer Depression erkrankt ist. Anfangs, in der schweren Phase, nimmt ihr Mann Jens ihr alle Aufgaben ab. Er kümmert sich morgens um die Kinder, bringt sie in den Kindergarten und holt sie ab. Er ist für Ivanka da, wann immer sie ihre selbstzerstörerischen Gedanken loswerden will. Für Jens ist das selbstverständlich, doch es fordert ihn enorm, weil sich in seinem Leben alles nur um die Bedürfnisse seiner Frau dreht. Er übernimmt ihre Aufgaben und die komplette Verantwortung für die Kinder. „Ich möchte für sie da sein", erklärt er Ivankas Psychologin und gesteht ein, wie belastet er ist. „Sie können nur für Ihre Frau da sein, wenn Sie sich gut um sich selbst kümmern", sagt die Psychologin. Jens beginnt sich wieder mittwochs mit seinen Freunden im Park zum Fußballspielen zu treffen. Er sucht eine Babysitterin, die ihm und seiner Frau mit den Kindern hilft. Wenn seine Frau graue Gedanken hat, hört er ihr zu und tröstet sie. Wenn die Schwermut zu groß wird, sagt er mittlerweile: „Ruf deine Therapeutin an. Ich fahre dich gern hin." Er weiß, dass er seiner Frau in der depressiven Phase so am meisten hilft.

pression findet. Jedoch sollten Sie sich bewusst sein, dass Ihre Unterstützung Grenzen hat. Eine Depression ist eine ernste Erkrankung. Man kann sie nicht mit Liebe heilen, sondern der Betroffene braucht eine fachgerechte Behandlung.

Auch wenn es schwerfallen mag, bedenken Sie: Sie sind der Partner und für die Diagnose und Behandlung ist ein Arzt, Psychiater oder Therapeut zuständig. Sie können jedoch dabei helfen, einen guten Therapeuten zu finden. Unterstützen Sie Ihren Partner, indem Sie ihn motivieren, seine Termine wahrzunehmen. Gehen Sie zum ersten Termin mit, falls er es nicht allein schafft. Es kann auch dem Therapeuten

MINI-ÜBUNG: MEINE GRENZEN ERKENNEN

Für Angehörige ist es oft schwer, ihre eigene Rolle zu sehen und Grenzen zu setzen. Sie unterstützen den Erkrankten mit voller Kraft und doch fühlt es sich an, als würden sie nicht genug tun. Dann kann es helfen, die Perspektive zu wechseln und sich beispielsweise wie eine gute Freundin zu sehen. Das können Sie tun, indem Sie einen Brief an sich selbst schreiben und sich folgende Fragen beantworten:

- **Welche Aufgaben übernehme ich gerade?**
- **Wie geht es mir damit?**
- **Welche Hoffnungen und Erwartungen verbinde ich damit?**
- **Was macht es schwer für mich?**
- **Was macht es leichter und gibt mir Kraft?**
- **Kann ich Aufgaben abgeben?**

helfen, wenn Sie dabei sind und Ihre Beobachtungen mitteilen.

Besprechen Sie mit dem Therapeuten, wie Sie weiterhin unterstützen können. Das können regelmäßige Therapiestunden mit Ihnen sein oder gelegentliche Telefonate, in denen Sie Ihre Sorgen ansprechen und eine Rückmeldung geben können, wie der Alltag funktioniert. Gerade auch, wenn Suizidgedanken ein Thema sind, ist der Therapeut ein wichtiger Ansprechpartner für Sie.

Sie unterstützen Ihren Partner auch, indem Sie ihm Freiraum für die Therapie geben. Ihm tut Ihr Verständnis gut und ebenso das Gefühl, sich die Zeit nehmen zu dürfen, die nötig ist.

Mit Feingefühl begleiten

Viele Angehörige bemühen sich intensiv um den Erkrankten. Dies ist gut gemeint, aber wenn man ständig um ihn herumwirbelt, kann das die Belastung noch verschärfen. Oder sie überschütten ihn mit Ratschlägen und vergessen, dass ihm die Energie fehlt, diese umzusetzen.

Ihre Aufgabe besteht darin, mit Feingefühl zu begleiten. Wie viel Aktivität es sein darf, hängt von der Erkrankungssituation ab. Manchmal hilft es Betroffenen, wenn man sie in Ruhe lässt und sie sich zurückziehen können. Akzeptieren

Sie, wenn gerade nichts geht. Doch versuchen Sie auch, im Gespräch zu bleiben und zu motivieren. Was und wie viel gerade möglich ist, ist ein stetes Ausprobieren.

In vielen Partnerschaften führt die Depression zu einem Ungleichgewicht: Der eine Partner ist der Erkrankte und Hilfebedürftige, der andere der Starke und Hilfegebende. Dies mag für eine Zeit lang funktionieren, Partnerschaften leben aber von einer Beziehung auf Augenhöhe. Selbst wenn Sie nun mehr Verantwortung tragen und Ihrem Partner vielleicht auch Aufgaben abnehmen, so sollten Sie Ihre Paarbeziehung im Blick behalten. Gehen Sie als Paar möglichst offen mit der Erkrankung um. Handeln Sie nicht einfach über den Kopf des Betroffenen hinweg, sondern fragen lieber: „Was tut dir jetzt gut?“ oder „Möchtest du, dass ich dich begleite?“

Nähe erhalten

Versuchen Sie auch als Paar Zeit zusammen zu verbringen und sich auf dieser Ebene zu begegnen. Gegenseitiger Respekt ist dabei sehr wichtig. Sagen Sie zum Beispiel: „Ich würde dich gern in den Arm nehmen, darf ich das?“ In vielen Beziehungen beeinträchtigt die Depression die Sexualität – und das kann für beide Seiten belastend sein, denn damit geht sehr häufig auch das Gefühl von Nähe und Geborgenheit verloren. Gespräche oder spezielle Paarberatungen helfen, wenn die Liebe leidet.

Verabreden Sie sich hin und wieder, um sich bewusst eine Auszeit von der Erkrankung zu nehmen. Das kann ein Ritual sein, etwa jeden Abend gemeinsam einen Tee zu trinken oder spazieren zu gehen. Dabei können Sie sich ins Gedächtnis rufen, was Ihnen immer schon Spaß gemacht hat – und was Sie trotz der Erkrankung gemeinsam machen können.

In der Familie Halt und Hilfe finden

Die Familie hat für viele Menschen mit Depressionen eine schützende und stärkende Funktion, denn der Familienverbund bietet eine Struktur, die Halt geben kann. Er trägt wesentlich zur seelischen Stabilität bei. Mit Vertrauten über Probleme zu sprechen kann guttun, denn man spürt, dass man nicht allein ist.

Oftmals fällt es allerdings gar nicht so leicht, innerhalb der Familie über psychische Probleme zu reden. Es bedeutet, die eigene Scham zu überwinden und die Angst, die Menschen, die uns am nächsten stehen, könnten sich abwenden. Häufig fällt das Reden auch schwer, weil wir es nicht gewohnt sind, über unsere Psyche zu sprechen, und immer noch Vorurteile und Klischees über Depressionen herrschen. Sich zu öffnen bedarf Mut, aber es lohnt sich fast immer. Denn wenn das nahe Umfeld weiß, welche Ursache hinter Stimmungstiefs und Verhaltensveränderungen steckt, kann es besser damit umgehen. Im vertrauten Kreis der Familie können Betroffene viel Unterstützung finden.

Es ist hilfreich, wenn sich die Familienmitglieder mit dem Thema Depressionen auseinandersetzen und sich darüber informieren, wie sie helfen können. Das Wissen um diese Erkrankung lässt sie die Situation des Betroffenen besser verstehen und einfühlsamer handeln. Somit kann jeder Einzelne eine wichtige Stütze sein, wenn es darum geht, trübe Phasen auszuhalten oder Termine beim Therapeuten wahrzunehmen.

Ein Netzwerk an Helfern

Die Diagnose Depression bringt das Familiengefüge meist gehörig ins Wanken. Der Erkrankte kann sich vermutlich nicht mehr wie gewohnt am Familienleben beteiligen, in schweren depressiven Phasen gelingt es vielleicht nicht einmal mehr, morgens aufzustehen. Für Sie kann das bedeuten, dass Sie nicht nur Verantwortung und Fürsorge für Ihren Angehörigen übernehmen, sondern auch für mehr Aufgaben im Haushalt und innerhalb der Familie zuständig sind. Sie erfüllen also zwei verschiedene Rollen: Auf der einen Seite sind Sie helfender Unterstützer, auf der anderen Seite in hohem Maße selbst betroffen.

Je mehr man den Alltag teilt, umso einschneidender verändert die Diagnose das gemeinsame und eigene Leben. Die Krankheit steht zusehends im Mittelpunkt. Damit Sie über lange Zeit gut für Ihren Angehörigen da sein können, ist es hilfreich, wenn Sie nicht alles allein stemmen müssen, sondern im engen familiären Umfeld ein Netzwerk aus Helfenden um sich haben.

Gerade in schweren depressiven Phasen kann es passieren, dass Sie schnell an die Grenzen Ihrer Kräfte kommen. Überlegen Sie, wer sich wie einbringen kann, und trauen Sie sich, Aufgaben innerhalb der Familie zu verteilen. Das können einfache Dinge wie Einkaufen sein. Vielleicht hat ein

Familienmitglied Zeit für einen gemeinsamen Spaziergang mit dem Betroffenen und verschafft Ihnen so eine kleine Auszeit. Nutzen Sie die Hilfsangebote in der Familie – und scheuen Sie sich nicht davor, aktiv nachzufragen.

Wie Kinder damit umgehen – und was ihnen guttut

Wenn Mütter oder Väter an einer Depression erkranken, ist das für die Familie häufig eine besondere Last. Depressive Eltern sind mehrfach belastet: Einerseits braucht es Kraft, um die Depression zu bewältigen. Andererseits raubt der Alltag mit Kindern auch Energie. Dazu kommen Schuldgefühle und ein schlechtes Gewissen, weil sie sich nicht so um ihren Nachwuchs kümmern, wie sie dies gern tun würden. Viele depressive Eltern befürchten, ihre Kinder nicht mehr versorgen oder emotional für sie da sein zu können.

Wichtig ist es, dass Eltern nicht zu lange warten, bis sie sich Hilfe suchen. Eine konsequente Therapie hilft gegen die Depression und sie befähigt Mütter und Väter mit Depressionen, ihren Kindern gerecht zu werden. Bei schwerer Depression kann eine stationäre Behandlung nötig sein – manche Kliniken nehmen Mutter und Kind gemeinsam auf. Eltern finden außerdem Unterstützung bei Sozialberatungsstellen und beim Jugendamt. Dort kann man beispielsweise dabei helfen, eine Familienhilfe zu organisieren, die Aufgaben im Haushalt übernimmt. Auch eine psychiatrische Krankenpflegekraft kann unterstützen, wenn die Versorgung aufgrund der Depression zu Hause nicht mehr funktioniert.

Wenn ein Elternteil an einer Depression leidet, belastet das Kinder auf verschiedene Weise. Zum einen gibt es eine Vielzahl von praktischen und organisatorischen Fragen, um die sich Kinder sorgen (Wer bringt mich in die Schule, wenn

MIT KINDERN ÜBER DEPRESSIONEN SPRECHEN

Eigentlich ist immer dasselbe zu berücksichtigen, wenn man Kindern schwierige Dinge erklären möchte, egal ob es sich dabei um den Klimawandel, Krieg oder einen Klinikaufenthalt handelt. An diesen Prinzipien können Sie sich orientieren:

- Auf keinen Fall lügen. Kinder spüren es, wenn Erwachsene nicht ehrlich mit ihnen umgehen. Das kann dazu führen, dass sie sich noch mehr Sorgen und Gedanken machen.
- Die Antwort an das Alter des Kindes anpassen. Dreijährige benötigen andere und meist weniger Informationen als 13-Jährige.
- Alle Fragen beantworten – aber nicht mehr als das. Erwachsene neigen dazu, Kinder mit Informationen zu überfrachten. Ist man sich unsicher, wie man die Antwort formuliert, kann man sagen: „Ich erkläre dir das gern, muss aber darüber nachdenken. Wir reden morgen weiter." Diese Versprechen sollte man auch einhalten.
- Hat man selbst das Bedürfnis, zu reden, nicht das Kind als Gegenüber ausnutzen. Hierfür gibt es Profis. Kinder sollten niemals die Rolle des fehlenden Partners übernehmen müssen.

Mama nicht aufstehen kann? Ist Papa heute zu Hause oder in der Therapie?). Auch Existenzängste können aufkommen, etwa weil die Familie in finanzielle Not gerät, wenn Vater oder Mutter auf unbestimmte Zeit beruflich ausfallen. Das kann auch Kinder stark beschäftigen. Untersuchungen zeigen, dass Kinder von depressiven Eltern selbst ein höheres Risiko haben, an einer Depression zu erkranken. Auch Ängste und Schuldgefühle können aufkommen.

Eltern möchten ihre Kinder oft schonen und vermeiden es, mit ihnen über die Depression zu sprechen. Aber diese Vermeidungstaktik ist keine gute Idee. Denn Kinder sind extrem sensibel. Sie haben feine Antennen und spüren genau, wenn es ihren Eltern schlecht geht. Schwierig ist es, wenn sie diese Veränderung wahrnehmen, aber nicht einordnen

AUS DEM LEBEN

KRAFT FÜR DIE KINDER

An manchen Tagen ist für Jenny R. alles grau, auch wenn draußen die Sonne scheint. Die 32-Jährige fühlt sich sterbenskrank und würde sich am liebsten im Bett verkriechen. Aber da sind ihre drei Kinder: zwei Mädchen (6 und 4) und ein Junge (2). Für sie steht die Alleinerziehende auf, hilft beim Anziehen, richtet das Frühstück, packt die Kita-Rucksäcke und bringt sie in die Kita. Jenny fühlt sich permanent erschöpft. Aber wen soll sie um Hilfe bitten? Sie traut sich nicht zu sagen, wie es ihr geht, aus Angst, als schlechte Mutter dazustehen. Sie fühlt sich so überfordert, möchte mit ihren Kindern zusammen sein und ihnen etwas bieten. Aber schon der Gang zum Spielplatz am Nachmittag ist zu viel für sie. Dazu die anderen Eltern, die alle so glücklich aussehen. Eines Tages bricht Jenny zusammen. Sie schickt ihrer besten Freundin eine Nachricht und die springt ein. Jenny kann nicht mal mehr sprechen, so erschöpft ist sie. Die Freundin holt die Kinder von der Kita ab und macht für Jenny einen Termin bei der Ärztin. Diagnose Depression. Ein paar Wochen später macht Jenny eine Reha-Maßnahme. In der Reha nimmt sie an Gruppentherapien teil und hat Einzelstunden. Die Kinder sind in der Zeit betreut und Jenny kann sich endlich mal um sich kümmern. Im Gespräch mit dem Psychologen lernt die junge Mutter, dass nicht sie schuld ist und dass sie auch keine schlechte Mutter ist, sondern dass sie hohe Belastungen hat. Sie übt Strategien ein, um besser damit umzugehen. Wieder zurück, gelingt es ihr, kleine Pausen zu nehmen, Aufgaben abzugeben und das zu sehen, was gut läuft. Jenny hat noch immer schlechte Tage, aber immer häufiger Kraft für kleine Ausflüge. Ihre Kinder geben ihr Mut. „Wenn wir unterwegs sind und ich die Kinder glücklich sehe, geht es mir gut“, sagt sie.

können. Denn dann nimmt die Fantasie freien Lauf und sie reimen sich ihre eigenen Erklärungen zusammen. Gerade jüngere Kinder wissen gar nicht, dass es eine Krankheit wie Depression gibt und diese hinter den Veränderungen steckt. Kleine Kinder haben noch ein egozentrisches Weltbild. Das heißt, sie bringen das Geschehen in ihrer Umwelt primär mit sich in Verbindung. Wird ihnen die Information über die Krankheit vorenthalten, kann es sein, dass sie sich die Schuld geben und denken, sie wären verantwortlich dafür, dass es dem Elternteil nicht gut geht. Auch wenn es vielleicht schwerfällt, aber sprechen Sie mit Ihren Kindern darüber, damit sie verstehen, dass Depression eine Krankheit ist und sie nichts dafür können, dass Mama oder Papa davon betroffen ist.

Schon ab drei, vier Jahren lassen sich Kindern Depressionen erklären, etwa anhand von Bilderbüchern. Manche Bücher greifen die Lebenswelt der Kinder auf und beschreiben die Krankheit zum Beispiel als Monster oder großen schwarzen Hund. Das zeigt dem Kind: Das sind nicht die Mama oder der Papa, die sich so komisch verhalten, sondern dahinter steckt die Depression.

Der gesunde Partner sollte sich möglichst viel Zeit für den Nachwuchs nehmen. Für das Kind ist es wichtig, dass es neben der weinenden Mama oder dem betrübten Papa noch andere Menschen gibt, die es in schwierigen Situationen erreichen kann und die ihm signalisieren: Ich bin für dich da. Ebenfalls helfen können Freunde und Familie, aber auch Ehrenamtliche, indem sie den Kleinen eine Auszeit vom Alltag mit der Depression bieten. Für ältere Kinder gibt es Angebote wie die „Nummer gegen Kummer“, wo sie ein offenes Ohr finden (siehe Seite 116).

In Kontakt bleiben

Häufig macht es Freunde und Bekannte sprachlos, wenn sie von der Diagnose Depression erfahren. Sie sind unsicher, wie sie richtig handeln können. Falls Ihnen das auch so geht, dürfen Sie das ruhig zugeben – das ist eine viel bessere Strategie, als aus der Hilflosigkeit heraus gar nichts zu erwidern oder den Kontakt einzustellen. Eine Depression ist eine große Belastung, die oftmals über einen langen Zeitraum anhält. Der Betroffene ist im Gefühlschaos: Mal dominiert die Hilflosigkeit, mal die Traurigkeit. Dazu kommen Angst, Wut, Scham. Je näher Sie dem Menschen mit Depressionen sind, umso stärker erleben Sie dieses Auf und Ab der Emotionen.

Menschen, die an Depressionen erkrankt sind, fällt es oft schwer, sich allein Hilfe und Unterstützung zu suchen. Hier leisten Partner und Familienangehörige eine wichtige Aufgabe, aber auch das weitere Umfeld kann unterstützen.

Für Freunde und Kollegen ist es jedoch oft nicht so leicht, dem Betroffenen beizustehen, weil sich Menschen mit Depressionen häufig zurückziehen. Sie fühlen sich schon von Kleinigkeiten belastet, Treffen mit vielen Menschen wirken oft einschüchternd, sodass sie diese meiden. Wenn befreundete oder bekannte Menschen mit Depressionen Ihre Einladung

AUS DEM LEBEN

GESPRÄCHE UND EIN HUND

Silvia W. hat in den vergangenen Jahren große Herausforderung erlebt. Vor sechs Jahren nahm sich ihre Tochter das Leben. In den ersten Wochen funktionierte Silvia noch, danach kam der Kollaps. Die 50-Jährige saß in der Wohnung, konnte nicht mehr aufstehen, hatte keinen Hunger, nachts lag sie wach. Gute Bekannte kamen vorbei. Anfangs noch geduldig, meinten sie nach ein paar Wochen, Silvia solle sich zusammenreißen. „Du musst nur positiv denken", sagte eine Bekannte. Das machte es nur schlimmer. Silvia machte sich selbst Vorwürfe, dass sie es nicht schaffte, wieder auf die Beine zu kommen. Eine gute Freundin machte ihr Mut, sich einen Therapieplatz zu suchen. Silvia ging sechs Wochen in die Tagesklinik und begann danach eine ambulante Psychotherapie. „Wirklich geholfen haben mir die Gespräche mit meiner Freundin", sagt Silvia drei Jahre später. „Bei ihr konnte ich meine Gedanken und Gefühle rauslassen, ohne bewertet zu werden." Und noch etwas hat Silvia W. zurück ins Leben geholfen: ihre Tätigkeit im Tierheim. Vor einem halben Jahr brachte ihr jemand einen Chihuahua-Welpen, dessen Mutter gestorben war. Sich um diesen kleinen Hund zu kümmern und ihn mit der Flasche aufzuziehen, hat Silvia Kraft gegeben. Dank ihrem Hund geht sie viermal pro Tag hinaus, das gibt ihr Struktur im Alltag. An manchen Tagen fällt ihr alles schwer, aber ihre Freundin und ihr Hund helfen ihr, das Leben wieder zu spüren und schöne Momente zu erleben.

oder ein Angebot ablehnen, nehmen Sie dies nicht persönlich. Denn wenn sie „Nein" sagen, meinen sie oft: „Ich kann das gerade nicht." Das Nein bedeutet nicht, dass sie grundsätzlich nichts mit Ihnen unternehmen möchten. Versuchen Sie es einfach wieder und fragen Sie am nächsten Tag noch einmal. Bleiben Sie geduldig. Vielleicht ist die Aktion zu viel gewesen und Sie können mit einem einfacheren Vorschlag mehr motivieren? Es fällt leichter, sich zu einem kleinen Spaziergang im Park zu überwinden als zu einem Tagesausflug in die Berge.

Miteinander stärkt langfristig

„Du musst nur positiv denken, dann wirst du gesund“, „Du packst das!“ oder „Das wird schon!“, solche vermeintlich mutmachenden Parolen fallen, wenn man einem Freund oder Bekannten Zuspruch schenken möchte. Diese Platitüden bewirken jedoch eher das Gegenteil, da sich der Betroffene nicht ernst genommen fühlt. Und sie können den Menschen mit Depression unter Druck setzen, indem sie Schuldgefühle fördern. Es scheint, als hätte man sich nicht genug bemüht, wenn wieder depressive Phasen auftreten. Dabei mangelt es nicht am Willen, sondern liegt an der Erkrankung.

Oft werden Gespräche aus Hilflosigkeit oder falscher Rücksicht ganz gemieden. Wenn sich Freunde und Bekannte zurückziehen, Nachbarn nicht mehr miteinander reden und gute Kollegen sich nicht mehr melden, kann das belasten. Meist würde es Betroffenen guttun, wenn Menschen sie auf ihre Situation ansprechen. Wie kann das gelingen? Einstiegssätze könnten sein: „Ich habe gehört, was passiert ist. Wie wäre es dir am liebsten, wie wir damit umgehen?“ oder „Ich habe gemerkt, dass es dir nicht gut geht. Was kann ich tun?“ So kann die Person frei entscheiden, ob und wie viel sie über die Krankheit reden will. Signalisiert sie allerdings, dass sie das nicht möchte, sollte man den Wunsch respektieren.

Freunde und Kollegen leisten bereits mit einem Gesprächsangebot einen wichtigen Beitrag. Auch praktische Unterstützung, etwa regelmäßige Besuche oder Freizeitaktivitäten, können sowohl für den Erkrankten als auch sein direktes Umfeld positiv sein. Ein soziales Umfeld hilft außerdem, den Tagesablauf zu strukturieren und kleine Auszeiten für den Betroffenen und die Angehörigen zu ermöglichen. Freunde können dazu ermutigen, die Therapie durchzuhalten, oder die Person ganz praktisch dorthin fahren. Die Erfahrung zeigt, dass soziale Kontakte dazu beitragen, die Depression nachhaltig zu überwinden. Sie können helfen, den Angehörigen vor einem erneuten depressiven Schub oder vor Suizidhandlungen zu schützen.

Offenheit und Austausch helfen

Auch wenn es schwerfällt, über die Erkrankung zu sprechen, ist Offenheit hilfreicher, als Freunde und Bekannte im Ungewissen zu lassen. Je besser das Umfeld Bescheid weiß, desto besser kann es mit der Krankheit und den Symptomen umgehen. Sie können aufklären, indem Sie Ihr Wissen weitergeben und Vorurteile abbauen. Besprechen Sie mit Ihrem Angehörigen, wem und wie viel Sie von seiner Depression erzählen dürfen. Im Idealfall übernimmt er das selbst. Geht dies jedoch über seine Kraft hinaus, liegt es an Ihnen, im richtigen Maße und Ton zu informieren. Respektieren Sie die Wünsche Ihres Angehörigen, berücksichtigen Sie aber auch Ihre eigenen Bedürfnisse.

Sind Freunde unsicher oder ziehen sich zurück, versuchen Sie einzugreifen. Ihr Angehöriger braucht zwar Ruhe, aber auf Dauer kann Einsamkeit die Depression verstärken. Gerade in schweren Phasen gelingt es Betroffenen kaum, allein Kontakte aufrechtzuerhalten oder neue zu knüpfen. Hier können Sie Freunde aktiv einbeziehen. Auch in Selbsthilfegruppen und Online-Foren finden sich Gleichgesinnte mit Depressionserfahrung zusammen. Für ältere Menschen gibt es in Stadtteilzentren oder Kirchengemeinden oft Angebote für ehrenamtliche Besuchsdienste.

Nach vorne schauen

Einmal Depression – und das war's? Auch wenn Ratgeber und Berichte von Betroffenen mitunter den Anschein vermitteln, sieht die Realität häufig anders aus. Viele Betroffene erleben wiederholte depressive Phasen. Und doch ist eine Behandlung wichtig, denn sie kann verhindern, dass die Person immer tiefer und länger in die Schwermut verfällt. Im Idealfall beginnt die Therapie so früh wie möglich. So können auch der Partner, die Familie und das Umfeld lernen, mit der Depression umzugehen. Eine Therapie zeigt auch die eigenen Risikofaktoren auf. Das kann helfen, einen erneuten depressiven Schub frühzeitig zu erkennen und dagegen an- beziehungsweise damit umzugehen. Zu wissen, dass man eine schwere depressive Phase gemeistert hat, trägt dazu bei, positiv in die Zukunft zu blicken.

Damit Sie und Ihr Angehöriger nach vorne schauen können, ist es notwendig, die Depression zu akzeptieren und sich fachliche Unterstützung zu suchen. Sie können unterstützen, motivieren, beruhigen, aber Sie sind weder schuld an der Krankheit noch verantwortlich für die Heilung.

Will die betroffene Person sich nicht helfen lassen und verweigert die Therapie, sind Sie als Angehöriger nicht verpflichtet, diese Lücke zu füllen. Sie dürfen und müssen sich abgrenzen. Sonst kann es passieren, dass sie am Ende selbst nicht mehr aus der Situation herausfinden. Natürlich soll man niemanden im Stich lassen, schon gar nicht jemanden, den man liebt und der gerade in einer akuten depressiven Phase ist. Was man tun kann, ist, immer wieder darauf zu dringen, dass sich der Betroffene professionelle Hilfe sucht.

Heilen braucht Zeit

Haben Sie mit Ihrem Angehörigen Geduld und Nachsicht, denn Genesen braucht Zeit. Die Krankheit verläuft in Wellen und Rückfälle gehören dazu, aber haben Sie Vertrauen, dass depressive Episoden ein Ende haben werden. Für diesen Heilungsprozess benötigen Sie beide viel Durchhaltevermögen.

Eines wissen Therapeuten und Forscher bereits heute: Ob und wie schnell sich die Erkrankung zum Positiven wandelt, hängt auch stark von der Bereitschaft des Patienten ab. So haben viele Betroffene eine Therapie-Motivation, aber zunächst keine Veränderungs-Motivation. Der Therapeut kann helfen, zu sensibilisieren und Gefühle und Gedanken zu ordnen. Doch letztlich liegt es an den Betroffenen selbst, zu handeln. Sie müssen herausfinden, was ihnen guttut und was nicht, was sie ändern wollen, sie müssen an ihren Denkmustern und an ihrem Verhalten arbeiten. Wie aktiv und schnell Menschen das angehen, ist verschieden. Auch wenn die Person sehr engagiert dabei ist, bleibt die Umsetzung oft ein langer Prozess, der auch nach der Therapie weitergeht.

Häufig sind es auch nicht die großen Veränderungen, an denen man merkt, dass die depressive Phase überwunden ist, sondern die Kleinigkeiten. Beispielsweise: Ist etwas nicht gut gelungen und Ihr Angehöriger will anfangen zu grübeln und kann dann aber – bevor er sich anklagt und in den ne-

AUS DEM LEBEN

AUF DEN KÖRPER HÖREN

Rainer N. kennt schon seit seiner frühen Jugend diese große Traurigkeit und Leere. Er hat versucht, diese mit sehr guten Leistungen zu füllen, und war immer ambitioniert, sowohl in seinem Beruf als Schreiner als auch in seinem Hobby, dem Rennradfahren. Er wollte über die Leistung Anerkennung und Freude erfahren. Doch er war nie zufrieden. Stattdessen plagten ihn ständig Druck und Schmerzen im Bauch. Jahrelang ging er von Arzt zu Arzt – keiner konnte helfen. „Ich rate Ihnen zu einer Psychotherapie", sagte der Internist. „Ich zu einem Psychologen?", dachte der 45-Jährige. Was sollte ihm das schon bringen? Bei seinem ersten Versuch ergriff er noch im Wartezimmer die Flucht. Seine Partnerin unterstützte ihn, es noch einmal zu versuchen – mit Erfolg. In den folgenden Jahren machte Rainer eine Verhaltenstherapie und nahm Medikamente. Er las Ratgeber und lernte progressive Muskelentspannung. „Ich kenne meine Grenzen und höre auf meinen Körper. Wenn ich heute Stress habe, nehme ich mir Pausen", sagt er nun. Zehn Jahre später erlebt er noch immer graue Momente und Stimmungstiefs. Aber Rainer weiß auch, was ihm guttut. Gemeinsam mit einer Gruppe Menschen mit Depressionserfahrung macht er regelmäßige Fahrradtouren. Es geht ihm dabei nicht um Leistung, er muss sich anderen nicht mehr beweisen. Er fährt, weil er sich wohlfühlt und ihm die Gemeinschaft mit Gleichgesinnten guttut.

gativen Gedanken versinkt – sagen: „Stopp, das ist nicht die Realität. Das sind nur meine Gedanken."

Viele Menschen mit Depressionen fühlen sich, als seien sie aus der Gesellschaft herausgefallen. Nicht nur Erkrankte, auch Angehörige ziehen sich zurück. Eine Unterstützung können Selbsthilfegruppen sein – auch für die Angehörigen. Dort treffen sie auf Gleichgesinnte und bekommen Verständnis. Manche Gruppen bieten gemeinsame Aktivitäten wie Wander- oder Radfahrgruppen. Für viele ist dies eine gute Möglichkeit, wieder unter Menschen zu kommen und neue Pläne zu schmieden.

Bis der Alltag gelingt, kann es hilfreich sein, Unterstützungsangebote anzunehmen, etwa Familienhilfe durch das Jugendamt, einen ambulanten Pflegedienst oder auch die psychiatrische Krankenpflege. Lassen Sie sich dazu beraten (siehe ab Seite 98).

In einer depressiven Phase sollten Sie keine weitreichenden Entscheidungen treffen, da aufgrund der depressiven Sichtweise Ihres Angehörigen oft keine realistische Einschätzung der Situation möglich ist. Und auch Betroffene überfordert es in der Regel, wenn sie in die Zukunft gerichtet denken sollen. Deswegen macht es keinen Sinn, einen großen Urlaub planen zu wollen. Besser sind kleine Schritte. Mit jedem Schritt, den Ihr Angehöriger bewältigt hat, wird er mehr Zutrauen finden und positiver in die Zukunft blicken. Helfen Sie ihm dabei, große Aufgaben in kleine Aufgaben zu gliedern. Diese zu meistern ist ein wichtiger Erfolg und zugleich Motivation. Die Zukunft zu planen gibt Hoffnung.

Manchen Menschen gelingt es, einen Sinn in der Depression zu erkennen. Zum Beispiel, innezuhalten und Dinge im Leben zu ändern. Zu merken, dass man Einfluss hat und an Stärke gewinnt. Vielleicht trägt dies dazu bei, störende Routinen zu verändern und besser auf sich selbst zu achten. Depressionen bewirken häufig langfristige Veränderungen, sowohl für den Betroffenen als auch für Sie selbst. Es kann auch sein, dass die Beziehung infrage gestellt wird und bislang verdrängte Themen aufkommen. Paaren kann eine Paartherapie helfen, um neue Kraft für eine gemeinsame Zukunft zu tanken und eingefahrene Wege zu verlassen.

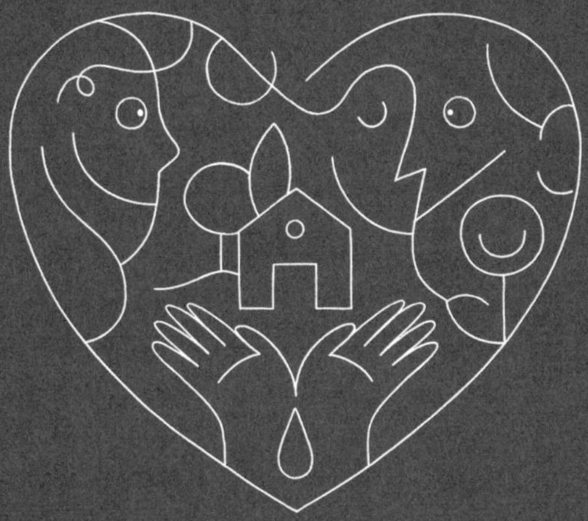

3

Praktische Tipps für den Alltag

DAS LEBEN GESTALTEN

Die Stimmung ist immer trüb – was tun?

Im Alltag mit einer an Depression erkrankten Person kommt es häufig zu Konflikten, weil die Kommunikation nicht mehr so funktioniert wie gewohnt und sich die trüben Gedanken über alles legen. Bis sie verschwinden, bedarf es oft Monate der Therapie und viel Geduld. Natürlich können und sollten Sie Ihren Angehörigen ermutigen. Solche Sätze könnten lauten: „Es geht dir gerade schlecht, aber ich kenne dich auch als andere Person und weiß, dass diese Depression vorübergehen wird“ oder „Du bedeutest mir sehr viel, egal in welcher Laune du bist. Ich mag dich mit all deinen Stimmungen.“

Doch um sich selbst nicht in diese negative Gefühlswelt hineinziehen zu lassen, ist es auch wichtig, Grenzen zu ziehen, wenn es zu viel wird. Das benötigt viel Gefühl und Selbstkenntnis. Ein Satz wie „Ich spüre deine Not und bin für dich da. Aber ich kann dir nicht die Hilfe geben, die du bräuchtest. Ruf bitte deinen Therapeuten an“ kann eine Antwort sein.

Die Gedanken lenken

Wie kann es gelingen, die trübe Stimmung zu durchbrechen? Dazu gibt es kein Patentrezept. Es kann helfen, das

DER PERSÖNLICHE BLICK

„Wie viel Energie draufgeht für diese ständige Gedankenarbeit: Oh, da kommt der dunkle Flaum, aber vielleicht schaffst du es, ihn unter dieser oder jener Anstrengung daran zu hindern, sich auszubreiten.“

TILL RAETHER, Autor, der lange an Depressionen litt („Bin ich schon depressiv, oder ist das noch das Leben?“, Rowohlt Verlag)

Gedankenkarussell umzulenken, und zwar, indem Sie versuchen den Fokus des Betroffenen auf Dinge zu richten, die außerhalb seiner Gedankenwelt liegen. Diese Achtsamkeit für die Außenwelt können Sie Ihrem Angehörigen bieten, etwa indem Sie mit ihm in die Natur gehen, in einen Park oder in den Wald und sein Augenmerk auf die Tiere, Bäume und Pflanzen richten.

Auch ein Hobby kann der Psyche guttun. Egal, ob Malen oder Handwerken, während einer Tätigkeit, bei der man sich ganz ins Tun vertiefen kann, werden das Grübeln und trübe Gedanken oft in den Hintergrund treten. Versuchen Sie Ihren Angehörigen zu solchen Tätigkeiten zu motivieren, da sie die Laune heben können.

Will die negative Stimmung dauerhaft nicht weichen, braucht Ihr Angehöriger Begleitung und Unterstützung,

AUS DEM LEBEN

DIE KLINIK ALS CHANCE

Nach außen hin läuft alles rund im Leben von Helmut W. Der 45-Jährige hat einen guten Job, baut gerade ein Haus und seine Frau erwartet das zweite Kind. Doch er fühlt sich elend und erschöpft. Nachts wacht er schweißgebadet auf und fühlt sich schwer wie Blei. Dunkle Gedanken fressen sich in sein Bewusstsein: „Ich bin eine Last für alle." Er bekommt diese Gedanken nicht aus dem Kopf und macht sich Vorwürfe. Tagsüber geht er weiter zur Arbeit, aber innerlich gerät alles ins Wanken. Seiner Frau sagt er nichts, ihm fehlt die Kraft dafür. Als er mit Freunden zu einem Konzert unterwegs ist, bleibt er auf einer Brücke zurück, überlegt zu springen. Die anderen bemerken es. „Wird schon wieder", sagen sie, als er erzählt, dass es ihm schlecht geht. Die Worte schmerzen, denn Helmut ist überzeugt: „Nichts wird wieder. Ich werde alle enttäuschen." Die Gedanken bleiben. Eines Nachts steht er auf, knallt seine Stirn gegen den Türstock, noch mal und noch mal. „Ich wollte mir die Gedanken aus dem Kopf schlagen", erinnert er sich. Seine Frau ruft den Notarzt und Helmut kommt in die Psychiatrie. Er beginnt eine Therapie, nimmt Antidepressiva und bekommt seine dunklen Schatten in den Griff. Jahre später sagt er: „Die Psychiatrie war das Beste, was mir damals passieren konnte."

etwa in einer Klinik oder Tagesklinik. Für Betroffene kann dies entlastend sein. Sie erleben, dass sie nicht allein sind mit ihrem Denken und Fühlen. Routinen und Angebote in der Klinik geben Sicherheit, um etwas verändern zu können. Informieren Sie sich über diese Optionen und besprechen Sie mit dem Arzt und/oder Therapeuten, was infrage kommt.

Was hilft, wenn jeder Antrieb fehlt?

Fehlt Ihrem Angehörigen jeder Antrieb, ist das nicht Unwille oder Zurückweisung, sondern ein Zeichen der Krankheit und der Hilflosigkeit. Das zu wissen, kann Ihnen helfen, die Situation zu akzeptieren. Die beste Unterstützung für Ihren Angehörigen besteht darin, dass Sie ihn motivieren und eine Perspektive aufzeigen.

Im Alltag unterstützen

Sie können Ihrem Angehörigen Last abnehmen, indem Sie Termine für Therapiestunden oder Arztbesuche ausmachen oder ihn dorthin begleiten. Auch die regelmäßige Medikamenteneinnahme ist wichtig.

Wenn Sie Ihrem Angehörigen bei alltäglichen Erledigungen helfen, etwa Medikamente einzunehmen, ihn an Termine erinnern oder Einkäufe erledigen, so tun Sie dies am besten mit Rücksprache. Achten Sie darauf, ihm nicht alles abzunehmen, sondern ihm bei den eigenen Aktivitäten das richtige Maß an Unterstützung zu geben, das er benötigt. Im Alltag braucht es eine Balance aus Schonen und Schubsen. Nehmen Sie Ihrem Angehörigen alle Aufgaben ab, gerät er

AUS DEM LEBEN

DEPRESSION UND DIABETES

Im Alter von zwölf Jahren bekam Julia S. die Diagnose Diabetes Typ 1. Seitdem lebt sie mit der Krankheit, aber kann sie lange nicht annehmen. Sie weiß, dass es wichtig ist, regelmäßig den Blutzuckerwert zu messen und Insulin zu spritzen, aber sie will es nicht. Sie hat den Eindruck, zu versagen, und macht sich immer wieder Vorwürfe, weil sie es nicht schafft. Sie fühlt sich hilflos und hat keine Hoffnung auf Besserung. Mit Anfang 30 wollte sie nicht mehr leben. Ihr Arzt schlägt ihr den Aufenthalt in einer Diabetesklinik vor, um den Diabetes besser in den Griff zu bekommen und die Depression zu behandeln. Dort erlebt sie, dass auch andere Menschen mit Diabetes jeden Tag kämpfen und dass auch schlechtere Tage dazugehören. Mithilfe einer Psychologin und in der Gruppe geht sie gegen ihre Depression an. „Der Aufenthalt hat alles für mich verändert", sagt Julia. „Zum ersten Mal hat mich jemand ernst genommen." Das Gefühl, verstanden und selbst wirksam zu werden, hilft ihr, die schweren Phasen zu überstehen. Sie hat immer mal wieder depressive Phasen. Manchmal liegt es am Diabetes, manchmal am Job oder an Stress. Ihr hilft es, Listen zu schreiben, auch darüber, was Schönes in ihrem Leben ist. Den Blick darauf zu richten, ermutigt sie.

mehr und mehr in eine hilflose Rolle. Beispielsweise bei der Körperhygiene: In schweren Phasen, in denen das Aufstehen nicht gelingen mag, kann es nötig sein, dass Sie Ihren Angehörigen waschen. Übernehmen Sie dies nur so lange wie notwendig. Versuchen Sie ihn sanft zu motivieren, damit er wieder erlebt, dass er Dinge selbst erledigen kann. Das gibt ein gutes Gefühl und bestärkt.

Die Symptome der Depression sind in der Regel morgens am stärksten. Entsprechend fällt es Betroffenen dann vielleicht schwer, aus dem Bett zu kommen und in den Tag zu starten. Manche Menschen mit Depressionen vernachlässigen die Körperhygiene. Oftmals kann es helfen, den Tagesablauf beziehungsweise die Aktivitäten umzuplanen. Möglicherweise fallen das Duschen und Haarewaschen nachmittags oder abends leichter – dann sollten Sie dies nutzen. Beziehen Sie die Bedürfnisse Ihres Angehörigen aber möglichst immer mit ein und fragen nach, was er gerade braucht. Besser als gut gemeinte Ratschläge wie „Ein Bad tut dir bestimmt gut" kann es sein, wenn Sie das Badewasser einlassen.

Die Seele in Schwung bringen

Feste Tagesstrukturen in Form von sich regelmäßig wiederholenden Aktivitäten machen es oftmals leichter, die Antriebslosigkeit zu überwinden. Dafür können Sie gemeinsam einen Wochenplan erstellen und dabei Spaziergänge genauso fest einplanen wie Treffen mit Freunden oder Bekannten. Sie kennen Ihren Angehörigen am besten und wissen, was er gern tut. Ob Kreuzworträtsel lösen oder Bach-Kantaten hören: Gut ist alles, was von den trüben Gedanken ablenkt und Schwung in den Alltag bringt.

Sport und regelmäßige Bewegung wirken sich positiv auf Körper und Psyche aus. Versuchen Sie möglichst viel davon in den Alltag zu integrieren. Das kann Radfahren, Schwimmen oder Spazierengehen sein. Achten Sie darauf, dass Sie die Ziele nicht unrealistisch hoch stecken. Das würde nur neuen Stress erzeugen. Oft fällt die körperliche Aktivität zu zweit oder in einer Gruppe leichter. Bei all Ihrem Einsatz sollten Sie immer auch an Ihre eigenen Grenzen denken. In schweren oder lange anhaltenden depressiven Phasen kann es sein, dass Sie die Begleitung zu Hause nicht mehr stemmen können. Dann schafft der Aufenthalt in der Klinik unter anderem die Grundlage, um zu Hause wieder einen Takt zu finden.

Wie damit umgehen, wenn Ängste auftauchen?

Angst gehört zum Leben und jeder Mensch erlebt immer wieder Situationen, die ängstigen. Treten Angstgefühle allerdings ohne erkennbaren Grund oder übermächtig auf, spricht man von einer Angststörung. Sie gehört zu den häufigsten psychischen Erkrankungen und geht oft mit Depressionen einher. Depressive Erkrankungen können die Ursache einer Angststörung sein. Allerdings kann eine Angststörung, gerade wenn sie über längere Zeit anhält, auch zu einer Depression führen. Es gibt verschiedene Formen von Angststörungen:

Phobie: Große Furcht vor bestimmten Tieren, Objekten oder Situationen (Beispiel: Flugangst). Diese Situationen lösen oft einen Panikanfall aus.

Panikstörung: Plötzlicher Panikanfall mit Symptomen wie Atemnot, Herzklopfen, Schweißausbruch, Schwindel, Übelkeit. Er kann überraschend auftreten oder in beängstigenden Situationen.

Generalisierte Angststörung: Lang anhaltende Sorgen und Ängste. Anders als bei einer Panikstörung kommt es zu keinem Anfall, sondern über den Tag verteilt immer wieder zu Reaktionen wie Herzrasen, Ruhelosigkeit, Verspannungen,

Schwitzen, Zittern. Genau wie eine Depression sind Angststörungen ernst zu nehmende Erkrankungen. Sie können in der Regel gut behandelt werden, meist mithilfe von Psychotherapie und Arzneimitteln. Eine Angststörung gehört immer in die Hände eines Arztes und erfahrenen Therapeuten.

In schwierigen Momenten beistehen

Ängstliche Gedanken verschwinden in der Regel nicht einfach so. Besser ist es, diese aktiv anzugehen und beispielsweise in entsprechenden Situationen zu hinterfragen: „Handelt es sich um einen nützlichen Gedanken?“ Oftmals hilft schon diese Reflexion, damit umzugehen. Eine weitere Strategie besteht darin, sich aktiv positive Gedanken ins Bewusstsein zu rufen. Depressiven und ängstlichen Menschen fällt es jedoch schwer, dies selbstständig umzusetzen. Sie können Ihren Angehörigen dabei unterstützen, indem Sie positive Erfahrungen und Erlebnisse auf Karteikarten notieren. Diese persönlichen Mutmacher-Karten kann Ihr Angehöriger immer wieder durchlesen und sich so selbst bestärken.

Betroffene versuchen häufig, die Angstgefühle zu vermeiden, indem sie angstauslösende Situationen umgehen und sich diesen gar nicht erst aussetzen. Wenn Sie Ihrem Angehörigen angstauslösende Aufgaben abnehmen, ist dies gut gemeint. Auf Dauer ist es jedoch keine gute Lösung, da das Problem bestehen bleibt. Besprechen Sie mit dem Arzt oder Therapeuten, wie Sie gut unterstützen können.

Vielleicht empfiehlt der Therapeut, dass sich Ihr Angehöriger bestimmten Angstsituationen aussetzen sollte. Je häufiger dies geschieht, desto besser lassen sich Angstreaktionen in der Regel verändern. Sie können ihn in diesen schwierigen und oftmals überfordernden Momenten begleiten. Seien Sie

MINI-ÜBUNG: SOS-ATEMÜBUNGEN

Panikattacken fluten plötzlich an und brausen wie eine Welle auf. Gezieltes Atmen kann helfen, gut durch den Sturm zu kommen. Am besten trainiert man dies regelmäßig und in entspannten Momenten, um folgende SOS-Maßnahmen in schwierigen Situationen schnell parat zu haben:

- **TIEFE BAUCHATMUNG:** Bequem hinsetzen oder hinlegen. Eine Hand auf den Bauch legen und lang durch die Nase einatmen. Dabei fühlen, wie sich der Bauch anhebt. Dann entspannt durch den Mund ausatmen.

- **LIPPENBREMSE:** Durch die Nase einatmen. Zum Ausatmen die Lippen spitzen und den Mund nur leicht öffnen, sodass die Lippen beim Ausatmen bremsen. Sie können ein „Pfff" dabei machen.

dabei wertschätzend und machen Sie schon kleine Erfolge sichtbar. Gerade wenn die Angst schon länger besteht, ist es sinnvoll, schrittweise vorzugehen. Nach einem Panikanfall können Sie Ihren Angehörigen darin bestärken, dass alles wieder gut ist. Für den Betroffenen sind die Symptome sehr real und belasten. Es tut gut, zu wissen, dass sie keine schädlichen Folgen haben. Viele Personen sorgen sich etwa vor Herzrasen. Für sie ist es erleichternd, dass das Herzrasen keinen Herzinfarkt zur Folge hat.

Ein anderes Problem besteht darin, wenn Betroffene zu Alkohol oder Beruhigungsmitteln greifen. Daraus kann eine Sucht entstehen, die Angststörung, Depression und Schlafprobleme weiter verstärkt. Sprechen Sie mit Ihrem Angehörigen darüber und informieren Sie gegebenenfalls den Arzt und Therapeuten.

Menschen mit Angststörungen machen sich oft große Sorgen um ihre Angehörigen, sodass diese sich in ihrem Alltag einschränken. Wird die Angststörung für Sie zur Belastung, suchen Sie sich unbedingt Unterstützung von einem Profi.

Wenn der Schlaf nicht erholsam ist

Dem Schlaf kommt in der Behandlung von Depressionen eine besondere Bedeutung zu, denn bei Menschen mit Depressionen sind die Schlafzyklen gestört. Dies kann sich verschieden äußern. Eventuell hat Ihr Angehöriger ein stark erhöhtes Schlafbedürfnis oder aber er kommt nicht zur Ruhe. Bei einer bipolaren Störung ist in manischen Phasen das Schlafbedürfnis oft sehr niedrig. Typisch für Menschen mit Depressionen ist auch, dass sie frühmorgens aufwachen und dann nicht mehr einschlafen können.

Wachtherapie beziehungsweise Schlafentzug kann diese Störung gezielt durchbrechen, wodurch sich der Rhythmus wieder regulieren soll. Die Methode kann zusätzlich zu anderen Therapien eingesetzt werden. So funktioniert es: Die Person bleibt die Nacht über wach oder steht sehr früh am Morgen auf. Erst am Abend geht sie ins Bett und kann dann in der Regel gut und fest schlafen. Die Therapie hat den Vorteil, dass sie sofort umsetzbar ist und schnell wirkt. Viele Menschen berichten, dass es ihnen im Laufe der durchwachten Nächte immer besser geht und sie Dinge erledigen können, zu denen sie sonst nicht in der Lage sind. Der Effekt

7 Tipps
für besseren Schlaf

1. Führen Sie eine feste Zu-Bett-geh-Routine ein, indem Sie dafür sorgen, dass Ihr Angehöriger abends stets zur gleichen Zeit ins Bett geht und morgens zur gleichen Uhrzeit aufsteht.

2. Nickerchen tagsüber auf ein Minimum begrenzen. Falls doch ein Schläfchen nötig ist, sollte es kurz gehalten und die Zeit vom Nachtschlaf abgezogen werden.

3. Sorgen Sie tagsüber für viel Bewegung und sportliche Aktivitäten. Regelmäßiges Ausdauer-, Kraft- und Mind-Body-Training fördert den Schlaf.

4. Schaffen Sie vor dem Schlafengehen eine wohltuende Atmosphäre. Beruhigende Musik, ein Bad, ein Tee und gedimmtes Licht können helfen, abends zur Ruhe zu kommen. Smartphone und Tablet im Schlafzimmer sind tabu.

5. Der Raum sollte eher kühl sein. Die Temperatur im Schlafzimmer beträgt idealerweise 16 bis 18 Grad Celsius.

6. Koffeinhaltige Getränke ab dem späten Nachmittag vermeiden, da sie den Schlaf negativ beeinflussen.

7. Alkohol stört ebenfalls den Schlaf-wach-Rhythmus und kann Schlafprobleme begünstigen. Daher am Abend besser darauf verzichten.

eines Schlafentzugs hält zwar nicht lange an, aber indem die Betroffenen die depressiven Stimmungen durchbrechen, erleben sie sich als selbstwirksam. Das gibt Hoffnung und sie spüren, dass ihr Gehirn nicht unwiderruflich defekt ist.

Diese Therapie birgt aber auch Risiken und die Umsetzung hängt je nach Art der Erkrankung von den Lebensumständen ab. Schlafentzug oder Wachtherapie daher nur in Absprache mit dem behandelnden Arzt oder Therapeuten anwenden.

Strukturen schaffen im Alltag

Ausreichend und gut zu schlafen ist wichtig für eine stabile Psyche und eine wesentliche Maßnahme, um einem Rückfall vorzubeugen. Unterstützen Sie Ihren Angehörigen darin, förderliche Schlafgewohnheiten zu entwickeln. Dabei helfen ein strukturierter Alltag mit möglichst festen Schlafenszeiten sowie regelmäßige Bewegung im Freien. Auch sollten Menschen mit Depressionen nicht zu lange im Bett verweilen. Hier kann ein Schlafprotokoll gute Dienste leisten: Notieren Sie in einer Tabelle, wie lange Ihr Angehöriger im Bett liegt und wie die Stimmung ist. Verschlechtert sich die Stimmung bei mehr Schlaf, kann es sinnvoll sein, die Schlafenszeit zu begrenzen. Besprechen Sie sich mit dem Therapeuten. Finden Sie so das individuelle Schlafbedürfnis heraus und halten Sie es ein. Auch eine gute Schlafhygiene fördert den Schlaf.

Wie der Arzt helfen kann

Einige Antidepressiva werden auch zur Behandlung von Schlafproblemen eingesetzt. Ebenso verschreiben Ärzte mitunter Schlafmittel wie Benzodiazepine. Diese sollten nur nach sorgfältiger Abwägung von Nutzen und Risiken und für eine begrenzte Zeit genutzt werden, da sie ein Abhängigkeitsrisiko bergen und mit massiven Nebenwirkungen einhergehen. Bei älteren Menschen können sie etwa das Sturzrisiko erhöhen. Wichtig zu wissen: Während der Einnahme unbedingt auf Alkohol verzichten. Auch die Fahrtüchtigkeit kann eingeschränkt sein.

Manchmal können pflanzliche Mittel eine Alternative sein. Melisse etwa kann beim Einschlafen unterstützen. Sprechen Sie bei anhaltenden Schlafproblemen immer mit dem Arzt.

Wie durch aggressive oder manische Phasen kommen?

Häufig sind Menschen mit Depressionen angespannt und leicht reizbar. Diese erhöhte Reizbarkeit geht mit einer Störung der Impulskontrolle einher. Dabei genügt schon ein kleiner Auslöser und die innere Anspannung kann in Aggression und Wut umschlagen. Die Depression beeinflusst das Denken des Betroffenen so sehr, dass es beinahe scheint, als hätte sich der Charakter geändert. Ihr sonst so gewandter und fröhlicher Partner erscheint Ihnen nun möglicherweise als starrköpfige und kontrollierende Person und ist Ihnen ganz und gar fremd. Mitunter richten Betroffene die Aggressionen auch gegen sich selbst.

Wichtig zu wissen: Das feindselige Verhalten ist nicht gegen Sie persönlich gerichtet und Sie haben auch nichts falsch gemacht. Die Wutausbrüche sind Ausdruck der Krankheit. Es hilft, sich das immer wieder ins Gedächtnis zu rufen.

Kommt es zu einer Situation, in der Ihr Angehöriger aggressiv wird, sollten Sie als Erstes sich selbst schützen. Sind Sie nicht in akuter Gefahr, können Sie versuchen, die Situation zu beruhigen. Dazu benötigen Sie viel Feingefühl.

Reagieren Sie auf Aggression nicht mit Wut oder indem Sie Argumente zurückfeuern, sondern versuchen Sie ruhig und gelassen zu bleiben. Aussagen wie „Beruhige dich jetzt endlich mal“ bewirken oft das Gegenteil, da sich die Person kritisiert fühlt und dies die aggressive Stimmung weiter steigert. Besser ist es, stattdessen zu sagen: „Ich verstehe, dass du frustriert bist und es dir nicht gut geht.“ So fühlt sich Ihr Angehöriger wahr- und ernst genommen. In einer ruhigen Phase können Sie später versuchen, gemeinsam darüber zu sprechen. War sich Ihr Angehöriger seiner Aggressivität bewusst? Was hat er wahrgenommen? Welche Strategien könnte er das nächste Mal anwenden, um gelassener zu bleiben? Diese Situationen und Gefühlsausbrüche sollten in jedem Fall mit dem Therapeuten besprochen werden.

Unterstützung in Akutsituationen

Falls die Situation es zulässt, können Sie nach der Ursache für die Aggression fragen und eventuell Lösungen vorschlagen oder zusammen danach suchen. Vielleicht hat Ihr Angehöriger Lust auf eine gemeinsame Entspannungsübung? Sie können auch einen Spaziergang machen, sofern er dazu bereit ist. Es tut oft gut, die Umgebung zu verändern.

Nicht immer gelingt es, eine aufgeheizte Stimmung durch Worte zu befrieden. Falls Ihr Angehöriger gar eine Wahnvorstellung hat, kommt er da nicht einfach heraus. Betroffene fühlen sich dann wie in einer anderen Welt. Vielen Menschen hilft es, wenn sie dann Zeit und Raum bekommen, und Sie tun gut daran, ihn sich zurückziehen zu lassen.

Zeigen Sie Ihrem Angehörigen, dass Sie für ihn da sind, falls er dies möchte. Wenn sich die Situation nicht mehr beherrschen lässt oder Sie fürchten, dass sie für Ihren An-

AUS DEM LEBEN

ACHTERBAHN DER GEFÜHLE

Wenn Carmen H. in eine manische Phase kommt, ist sie auf einmal ganz anders. Sie wird aggressiv gegenüber den Menschen, die sie eigentlich liebt. Die 26-Jährige durchlitt nach der Trennung von ihrem Freund eine schwere depressive Phase und zog bei den Eltern ein. Seit einigen Wochen scheint sie frei von Symptomen. Doch eines Tages verkündet sie, dass sie etwas Großartiges starten wird. Sie habe eine Geschäftsidee, die sie reich machen wird. Carmen redet schnell und ohne Unterbrechung. Die Eltern merken, dass sie in einer manischen Phase steckte. „Du solltest deinen Psychiater anrufen, ich glaube, du hast eine manische Phase", sagt der Vater. Aber Carmen lacht ihn aus. „Ich bin doch nicht krank", behauptet sie. Die Eltern haben diese Stationen bereits erlebt und wissen, dass sie recht haben. Sie versuchen sie zu beruhigen, aber Carmen versteht nicht, was sie wollen. Die Eltern versuchen ihre Tochter zu überreden, zu ihrem Arzt zu gehen, doch Carmen weigert sich. Sie behauptet, ihr gehe es gut. „Ihr habt keine Ahnung, ihr seid Dummköpfe", schmeißt sie den Eltern an den Kopf. Die Mutter verlässt den Raum, um zur Ruhe zu kommen. Der Vater kann Carmen überreden, mit ihm zu ihrem Therapeuten zu fahren. Der Arzt untersucht sie und empfiehlt ihr, in die Klinik zu gehen. Carmen beginnt eine stationäre Therapie. Ihre Eltern besuchen sie und halten Kontakt. „Wir lieben dich immer", versichern sie ihrer Tochter.

gehörigen oder andere Menschen gefährlich werden könnte, sollten Sie schnell handeln und professionelle Hilfe hinzuziehen, um Schaden abzuwenden. In Akutsituationen können Sie die Polizei oder den Notarzt anrufen (siehe Seite 89). Eine Kriseninterventionshotline (zum Beispiel Krisenchat, Telefonseelsorge, siehe ab Seite 114) bietet Rat.

Herausforderung bipolare Störung

Himmelhoch jauchzend, zu Tode betrübt – wenn Ihr Angehöriger an einer bipolaren Störung erkrankt ist, wechseln sich depressive mit manischen Phasen ab (siehe Seite 17).

Für Angehörige sind manische Phasen – und die damit verbundenen Aktivitäten – oft schwieriger zu handhaben als die depressive Verstimmung. Denn es gelingt oft kaum, miteinander in Kontakt zu treten. Die Betroffenen sind häufig gereizt und ihre Stimmung kann schnell umschlagen.

In diesen Situationen wird Ihnen sehr viel Geduld und Rücksichtnahme abverlangt. Versuchen Sie, sich nicht provozieren zu lassen. Wenn Sie in der Diskussion an einen Punkt gelangen, an dem Sie – oder Ihr Angehöriger – nicht mehr weiterkommen, kann eine Auszeit hilfreich sein. Sie können kurz den Raum verlassen. So haben sie beide die Gelegenheit, sich zu beruhigen. Experten raten dazu, im Gespräch drei Regeln zu beachten: ehrlich, freundlich und konsequent bleiben.

Wichtig ist, dass Sie Ihren Angehörigen dazu bewegen, sich in psychiatrische Behandlung zu begeben, beziehungsweise ihn dabei unterstützen, die Termine wahrzunehmen. Anders als bei einer unipolaren Depression müssen die Betroffenen oft dauerhaft Medikamente nehmen. In akuten Krisen helfen psychiatrische Krisendienste. Entlasten kann auch eine vom Arzt verordnete psychiatrische häusliche Krankenpflege, die Erkrankte dabei unterstützt, selbstständig zu leben (siehe Seite 99).

Da Betroffene in manischen Phasen durchaus geschäftsunfähig sein können, kann eine Vorsorgevollmacht sinnvoll sein. Ebenso eine Schweigepflichtsentbindung, um zum Beispiel bei Einweisung in eine Klinik Informationen über den Zustand des Erkrankten zu bekommen.

Mit Suizidgedanken umgehen

Depressionen können mit akuten Krisen einhergehen und dazu führen, dass Betroffene nicht mehr leben möchten. Menschen mit schwerer Depression sind zum Beispiel oft davon überzeugt, wertlos zu sein, und denken, dass es ihrem Umfeld ohne sie besser geht. Dieses tiefe Gefühl der Hoffnungslosigkeit in Verbindung mit Schlafstörungen, übertriebenen Schuldgefühlen, tiefer Freudlosigkeit und Erschöpfung erzeugt einen hohen Leidensdruck. So entsteht der Wunsch, dieser unerträglichen Situation zu entkommen und das Leben zu beenden. Für Angehörige sind dies extrem schwierige Momente. Denn es fühlt sich an, als ob der Mensch sich gegen die Familie entscheidet. Das ist schwer nachzuvollziehen und gerade für Partner und enge Familienangehörige hochemotional, weil es sich nach einer Zurückweisung anfühlt und hilflos machen kann.

Äußert Ihr Angehöriger solche Gedanken, verspüren Sie vielleicht den Reflex, das Thema abrupt zu beenden. Jedoch ist es extrem wichtig, über Suizidgedanken zu sprechen und zu ermitteln, wie ernst sie der Person sind. Suizide werden oft vorher direkt oder indirekt angekündigt (siehe Kasten).

ALARMZEICHEN

Bei diesen Anzeichen sollten Sie professionelle Unterstützung suchen, denn sie weisen auf eine erhöhte Suizidgefahr hin:

- **Wiederholte Äußerungen von Hoffnungslosigkeit, etwa „Es hat doch alles gar keinen Sinn mehr“**
- **Direkte oder indirekte Suizidankündigungen, beispielsweise „Irgendwann muss auch mal Schluss sein“**
- **Wenn Menschen ihre Angelegenheiten ordnen oder Abschied nehmen (Wertsachen verschenken, Schulden abbezahlen, Testament aufsetzen, Anrufe oder unerwartete Besuche tätigen, die den Anschein erwecken, dass man sich nicht mehr wiedersieht)**
- **Plötzliche intensive Beschäftigung mit den Themen Tod und Sterben und Interesse an Sterbemitteln und -methoden**
- **Riskantes Verhalten wie beispielsweise erhöhter Alkoholkonsum oder Konsum von Suchtmitteln, unvorsichtiges Autofahren**
- **Abrupte Verhaltensveränderung, auch wenn die Person mit einem Mal entspannt wirkt (die Entscheidung für den Suizid kann eine innere Erleichterung bewirken)**

Warnzeichen ernst nehmen

Wenn Sie bei Ihrem Angehörigen Warnsignale bemerken, sollten Sie diese unbedingt ernst nehmen und ihn auf keinen Fall allein lassen. Falls Sie selbst nicht in der Nähe sein können, sollte er andere Menschen um sich haben. Die Deutsche Gesellschaft für Suizidprävention (siehe Seite 115) rät dazu, Suizidgedanken direkt anzusprechen, denn es stellt für einen suizidgefährdeten Menschen meist eine Entlastung dar, sich über die quälenden Gedanken austauschen zu können.

Die Offenheit mag schwerfallen, aber sie ist wichtig. Fragen Sie konkret nach, wie es der Person geht. Im nächsten Schritt können Sie Ihre eigenen Eindrücke schildern und sagen: „Ich habe Angst, dass du dir etwas antust“ oder „Ich habe gemerkt,

> ### MINI-ÜBUNG: NOTFALLPLAN ANLEGEN
>
> In einer Krisensituation sind Betroffene und Angehörige häufig extrem angespannt. Es kann hilfreich sein, sich vorab einen Plan für Notfälle zu erstellen und diesen griffbereit zu haben. Es gibt diverse Vordrucke im Netz zum Download, etwa unter https://buendnis-depression-leipzig.de. Oder nehmen Sie ein Blatt Papier und füllen folgende Punkte aus:
>
> - Meine wichtigste Nachricht an mich im Falle einer Krise ist …
> - Meine persönlichen Frühwarnsymptome sind …
> - Das kann ich selbst tun, damit es mir wieder besser geht …
> - In der letzten Krise hat mir geholfen, dass …
> - Bei diesen Menschen kann ich anrufen …
> - Das sind meine Notanlaufstellen (Arzt, Klinik, Therapeut) …

dass du einen Abschiedsbrief geschrieben hast, und Angst, dass du dir etwas antun möchtest." Versuchen Sie ruhig und sachlich zu bleiben und zuzuhören.

Solche Gespräche sind sehr belastend und können schnell überfordern. Die Deutsche DepressionsLiga und die Deutsche Depressionshilfe bieten entsprechende Beratungsangebote. Keinesfalls sollten Sie sich selbst als Therapeut versuchen. Nehmen Sie professionelle Hilfe in Anspruch, beziehungsweise unterstützen Sie den Betroffenen dabei, diese zu nutzen. Anlaufstelle sind Psychiater und Nervenärzte, Psychologische Psychotherapeuten und Hausärzte.

Hilfe in akuten Krisen

Suizidversuche werden jedoch nicht immer angekündigt. Es kann sogar sein, dass Sie das Gefühl haben, es geht Ihrem Angehörigen besser. Wer fest zum Suizid entschlossen ist, wirkt oft ruhiger, gefestigter und weniger verzweifelt als vorher. So kann der trügerische Schluss entstehen, es gehe aufwärts. Bei anderen kann der Entschluss zur Selbsttötung sehr spontan aufkommen. Wieder andere planen ihren Suizid wochenlang im Voraus.

Hinweise auf einen möglichen Suizid sind am ehesten Dauer und Schwere der Depression. Typische Risikofaktoren sind außerdem: soziale Isolation und fehlende soziale Unterstützung, aktuelle Verlusterfahrungen, chronische Schmerzen, vorherige Suizidversuche. Auch zeigt sich, dass vor allem Männer sowie ältere Menschen den Plan, das Leben zu beenden, in die Tat umsetzen.

Wichtig zu wissen: Antidepressiva können durch ihre antriebssteigernde Wirkung die Suizidgefahr erhöhen, vor allem in den ersten Wochen nach Medikamentenbeginn. Daher sollten Betroffene in der ersten Zeit regelmäßige Kontrolltermine bei ihrem Arzt wahrnehmen und im Alltag nicht allein bleiben. Falls solch eine enge Begleitung nicht möglich ist, ist der Aufenthalt in einer Klinik zu empfehlen.

Eine Person mit Selbstmordgedanken im privaten Umfeld kann für Angehörige sehr belastend sein. Suchen Sie sich selbst professionelle Hilfe, wenn Sie merken, dass die Situation Sie zu sehr überfordert. Das können eine Psychotherapie, Beratungsgespräche oder eine Angehörigengruppe sein (siehe ab Seite 109).

Wenn Sie in akuten Situationen Ihre ärztliche Praxis nicht erreichen, können Sie den ärztlichen Bereitschaftsdienst unter der Nummer 116 117 rufen. Er ist dafür da, Ihnen auch mitten in der Nacht zu helfen. Oder Sie wählen direkt den Notruf unter 112 oder die Polizei unter 110. Berichten Sie dem Notarzt von Ihrer Situation und lassen Sie die Person nicht allein. Sie können mit Ihrem Angehörigen auch die psychiatrische Abteilung eines Krankenhauses aufsuchen. Liegt eine akute Selbstgefährdung vor, weil Ihr Angehöriger sich unmittelbar etwas antun möchte, können Sie ihn auch gegen seinen Willen in eine Klinik einweisen lassen.

Berufstätig mit Depressionen?

Depressionen wirken sich auch auf das Arbeitsleben aus. Wenn Ihr Angehöriger in einer schweren Phase der Depression steckt, wird er selbst Routineaufgaben kaum ausüben können. Der Hausarzt oder Facharzt wird Ihren Angehörigen krankschreiben und damit die Arbeitsunfähigkeit bescheinigen. Aktuelle Statistiken zeigen, dass immer mehr Menschen in Deutschland aufgrund psychischer Probleme im Job ausfallen. Am häufigsten ist die Diagnose Depression. Laut Deutscher Rentenversicherung waren 2020 knapp 42 Prozent der gesundheitsbedingten Frühverrentungen psychisch bedingt, auch hier belegt die Depression einen Spitzenplatz.

Obwohl viele Menschen von Depressionen betroffen sind, ist dies im Berufsleben häufig noch ein Tabu. Betroffene fürchten, dass ihnen ihre Erkrankung als Schwäche ausgelegt wird. Angst, Schamgefühle und Antriebslosigkeit führen dazu, dass sie sich keine Unterstützung suchen. Viele Erkrankte wissen auch nicht, an wen sie sich wenden können. Andererseits zeigen sich die Symptome oftmals sehr deutlich: Betroffene sind überfordert, können gewohnte Aufgaben nur unter großem Aufwand erledigen oder fehlen immer wieder.

AUS DEM LEBEN

EIN TOLLER CHEF

Christian H. leitet seit einigen Jahren in einer Agentur ein Team von Mitarbeitern. Seit einiger Zeit beobachtet er, dass seine Kollegin Mia B. zusehends Schwierigkeiten hat. Sie fällt tageweise aus und gibt ihre Projekte oft erst zu spät ab. Die Krankheitstage häufen sich. Beim nächsten Meeting geht es um ein Projekt, das Mia bislang verantwortet hat. Ihre Kollegen äußern Zweifel und auch Christian ist sich unsicher, ob er das Projekt Mia weiter anvertrauen kann. Er schätzt die Qualität ihrer bisherigen Arbeit sehr, aber die Agentur kann es sich nicht leisten, wenn sie das Projekt zu spät abgibt. Außerdem muss das ganze Team anpacken. Was tun? Schließlich sucht er das Gespräch mit Mia und spricht seine Beobachtungen offen an. Durch eine Schulung der Deutschen Depressionshilfe weiß er, dass Mias Verhalten auf eine Depression hindeuten könnte. Mia sagt, dass sie sich seit einigen Monaten permanent überfordert fühlt. Sie hat Angst, zu scheitern, und ist oft ohne Antrieb. Sie fühlt sich als Versagerin, weil sie die Projekte nicht so gut betreut, wie sie es gern tun würde. Das führt dazu, dass sie Aufgaben vor sich herschiebt und dann zu wenig Zeit hat, um sie gewissenhaft zu bearbeiten. Christian hört ihr zu und sagt, dass sie für ihn eine wichtige Mitarbeiterin ist. Gemeinsam beschließen sie, dass Mia das Projekt zusammen mit einer Kollegin fortführen wird. Dies nimmt ihr übermäßigen Druck, gleichzeitig bekommt ihr Alltag Struktur durch die Arbeit und sie kann weiter berufstätig sein.

Wie kann man nun gut mit dem Thema Depressionen am Arbeitsplatz umgehen? Offenlegen oder nicht?

Offenlegung genau abwägen

Eine Offenlegung kann dazu führen, dass Ihrem Angehörigen weniger zugetraut und er ausgeschlossen wird. Werden aber andere Gründe vorgeschoben und für die Fehlzeiten verantwortlich gemacht, kann dies den Arbeitgeber auch misstrauisch machen und ebenfalls zu Komplikationen führen. Wird die Erkrankung nicht offengelegt, nimmt dies sowohl Kollegen als auch Vorgesetzten die Möglichkeit, damit umzugehen und den Betroffenen zu unterstützen. Weiß der Arbeitgeber hingegen über die Erkrankung Bescheid, kann er den Betroffenen bei bestimmten Tätigkeiten entlasten und beispielsweise Arbeitsabläufe anders planen. Auch können ihn Mitarbeitende oder Führungskräfte dabei unterstützen, sich professionelle Hilfe zu holen und eine Behandlung zu beginnen und durchzuhalten.

Wie Menschen mit ihrer Erkrankung im Arbeitsumfeld umgehen, hängt von verschiedenen Kriterien ab: dem Arbeitsklima im Unternehmen (herrscht ein offener und vertrauensvoller Umgang?), der eigenen Aufgabenrolle (verantwortet die Person anspruchsvolle Aufgaben? Fürchtet sie einen Aufgaben- oder gar Jobverlust durch die Offenlegung?) und dem Schweregrad der Erkrankung.

Krankschreibung: Vor- und Nachteile

Häufig werden Betroffene krankgeschrieben. Dies hat natürlich Vorteile, denn sie sind vorübergehend entlastet und Probleme am Arbeitsplatz werden vermieden. Andererseits hat die Arbeit auch unterstützende Aspekte beim Gesundwerden. Sie kann eine hilfreiche Struktur im Tagesablauf bieten. Auch können die geleistete Tätigkeit sowie der Austausch mit Kollegen zu einem guten Gefühl führen, weil man sich als selbstwirksam erlebt, Freude daran hat oder Unterstützung von anderen Menschen erfährt, die man nicht hätte, wäre man zu Hause auf sich gestellt. Die Situation am Arbeitsplatz ist also individuell verschieden und wie Erkrankte damit am besten umgehen, lässt sich pauschal nicht beantworten. Hilfreich zu wissen: Eine Krankschreibung kann sowohl durch den Hausarzt als auch durch den Facharzt erfolgen.

Wer nicht möchte, dass der Arbeitgeber sieht, dass ein Psychiater oder Neurologe das Attest ausgestellt hat, wendet sich an den Hausarzt.

Zurück in den Job

Nach einer längeren Abwesenheit ist es hilfreich, mit dem Arbeitgeber über einen schrittweisen Wiedereinstieg zu sprechen. Eine Möglichkeit besteht darin, dass der Arzt eine Teil-Arbeitsunfähigkeit bescheinigt. So kann Ihr Angehöriger mit einer reduzierten Stundenzahl und geringer Belastung wieder einsteigen und steht weniger unter Druck. Unter ärztlicher Begleitung und in Absprache mit dem Unternehmen wird der individuelle Stufenplan über Monate gesteigert. Ist der Arbeitsplatz oder auch die Tätigkeit mit einem hohen Stressfaktor verbunden, kann dies ein Risiko für eine wiederkehrende Depression sein. Lassen sich die Arbeitsbedingungen verbessern? Oder würde es Ihrem Angehörigen guttun, sich beruflich zu verändern? Versuchen Sie dies in einem Gespräch zu erfragen und gemeinsam Lösungen anzudenken. Falls eine große Belastung im Beruf ein Grund für die depressive Phase war, wird Ihr Angehöriger sicher auch in der Therapie an diesem Thema arbeiten. Nicht immer ist der Jobwechsel die einzige Lösung, es gilt vielmehr, die eigenen Gewohnheiten und Routinen zu verändern, damit die Depression möglichst nicht wiederkehrt.

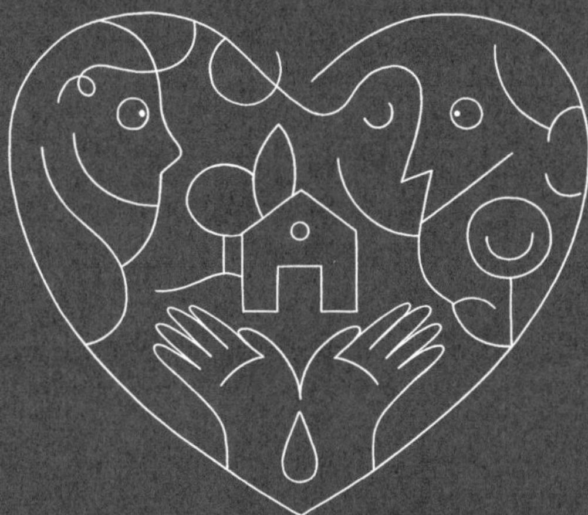

4

Und was ist mit mir?

UNTERSTÜTZUNG FINDEN

Gut informiert und beraten

Je mehr Sie selbst zum Experten für die Depression Ihres Angehörigen werden, umso besser können Sie sein stabiler Anker bleiben und im Alltag eine Balance finden. Informieren Sie sich daher ausführlich über Behandlungsmöglichkeiten sowie Arzneimittel- und Psychotherapien. Aber auch das Wissen um persönliche Risikofaktoren und Auslöser kann helfen, eine erneute depressive Episode zu umschiffen, indem Sie rechtzeitig an erlernte Strategien erinnern oder dabei unterstützen, diese in die Alltagsroutine einzubauen. Ihr Wissen kann Leben retten, etwa wenn Suizidgedanken aufkommen. Es ist daher wichtig, sich damit zu beschäftigen (siehe ab Seite 86) und sich beraten zu lassen, wie Sie mit dem Thema Suizidalität am besten umgehen.

Unterstützungsangebote nutzen

Einen Menschen mit Depressionen über lange Zeit mit dem richtigen Mitgefühl begleiten zu können ist eine psychische und emotionale Belastung und führt häufig an die eigenen Grenzen. Plötzlich sind Sie für den Haushalt zuständig, tragen die familiäre Verantwortung, oft kommen finanzielle

Nöte hinzu, wenn der Betroffene länger nicht arbeitsfähig ist oder als Hauptverdiener ausfällt. Im schlimmsten Fall kann es passieren, dass Sie selbst krank werden. Eine Beratung kann Ihnen in dieser neuen Rolle und bei den damit verbundenen Aufgaben helfen.

Bevor Sie sich beraten lassen, nehmen Sie sich Zeit und finden Sie für sich heraus, welche Tätigkeiten Sie belasten und was Ihnen helfen könnte. Vielleicht notieren Sie, welche Aufgaben überhaupt anfallen und was Sie alles schon übernehmen. Häufig ist einem dies nämlich gar nicht bewusst. Wie hat sich Ihre Rolle verändert, seitdem Ihr Angehöriger eine Depression entwickelt hat? Welche Pflichten und Verantwortungen haben Sie seitdem übernommen und wie geht es Ihnen damit? Können Sie die Begleitung, die Sie aktuell leisten, in diesem Maße weiter aufrechterhalten? Oder wäre eine vorübergehende stationäre Aufnahme eine Entlastung? Wer in der Familie oder im sozialen Umfeld kommt dafür infrage, Sie zu unterstützen – und welche Aufgaben können Sie abgeben? Denken Sie dabei auch an ganz banale Dinge und Kleinigkeiten. Eine gute Beratung zeigt Ihnen auf, welche Unterstützungsangebote es für Ihre Situation gibt und wie Sie diese beantragen können.

Viele Menschen zögern, Hilfsangebote von außen anzunehmen, weil sie befürchten, dass der Erkrankte damit nicht klarkommt. Oftmals wird es auch als ein Zeichen von Schwäche bewertet und viele Menschen haben verinnerlicht, dass sie alles allein meistern müssten. Einen kranken Menschen über eine lange Zeit zu begleiten ist allerdings eine extrem fordernde Aufgabe. Mit Unterstützung fällt sie leichter. Dies ist kein Zeichen von Schwäche. Sie beweisen damit Stärke, denn Sie schaffen für Ihren Angehörigen ein wertvolles Netzwerk

DER PERSÖNLICHE BLICK

„Auch wenn es vielleicht nicht den Anschein hat, so machen sich viele Betroffene Gedanken um ihre Angehörigen ...Wenn Erkrankte wissen, dass ihre Lieben für sich selbst etwas tun ..., vermittelt das dem Betroffenen noch mehr Stabilität, Halt und Sicherheit."

NORA FIELING („Depression – und jetzt? Wegweiser einer Erfahrungsexpertin", Starks-Sture Verlag)

und damit die beste Voraussetzung, dass er gesund werden kann. Ob die Hilfsangebote tatsächlich funktionieren wie geplant, ob Ihr Angehöriger sie annimmt und wie es Ihnen damit geht, das kann im Voraus niemand sagen, jedoch: Es ist fast immer einen Versuch wert. Wenn Sie also Bedenken haben, hilft vielleicht der Gedanke, dass Sie es erst einmal ausprobieren – und dann weiter entscheiden.

Informieren und beraten – an wen wenden?

Es gibt verschiedene Informations- und Beratungsangebote zum Thema Depression. Hier finden Sie Ansprechpartner:

Organisationen rund um Depression: Die Deutsche Depressions-Liga, die Deutsche Depressionshilfe und andere Vereine (siehe ab Seite 114) informieren auf ihren Internetseiten rund um das Thema Depression und bieten Beratungen, Schulungen und Patienten-Kongresse. Oft findet man so den Kontakt zu (ehemaligen) Betroffenen und Angehörigen, die praxiserprobte Tipps für den Alltag geben können. Sie unterstützen auch bei der Suche nach Therapeuten und Kliniken.

Kranken-/Pflegekassen: Neben Online-Informationen zum Thema Depression bieten sie häufig auch Programme für Betroffene und Angehörige an. Fragen Sie gezielt nach! Zudem übernehmen die gesetzlichen und viele private Krankenkassen die Kosten für Kurse zum Umgang mit Stress und Gesundheitsprävention oder entsprechende Apps. Erkundigen Sie sich bei Ihrer Kasse, welche Angebote Sie nutzen können. Auch für häusliche Pflege sind die Kassen die richtigen Ansprechpartner.

Pflegedienste: Menschen mit psychischen Krankheiten haben Anspruch auf häusliche Pflege. Bei der ambulanten psychiatrischen Pflege geht es weniger um Grundpflege, sondern um Beratung, Informationen über Medikamente und Unterstützung im Alltag. Ein gutes Vertrauensverhältnis zu den Pflegekräften ist wichtig. Ideal ist es, wenn es ein oder zwei Bezugspersonen gibt. Damit die Kasse die Kosten übernimmt, ist eine ärztliche Verordnung notwendig.

Sozialverbände: Sie beraten zu Unterstützungsleistungen wie ambulantem Pflegedienst und Haushaltshilfe. Sie sind auch die richtige Anlaufstelle, wenn es um ambulante Familienpflege geht. Diese überbrückt Notsituationen, wenn etwa der Elternteil, der die Kinder betreut, durch eine Depression dazu nicht mehr in der Lage ist. Sie kann von Familien mit mindestens einem Kind unter 14 Jahren in Anspruch genommen werden.

Jugendamt: Hier finden Sie Ansprechpartner rund um längerfristige Hilfe und Begleitung, wenn ein Elternteil erkrankt ist.

AUS DEM LEBEN

EINE FAMILIE BEKOMMT HILFE

Seit der Geburt ihrer jüngsten Tochter kämpft Linda K. mit starken Depressionen. Ihr Freund Mark versucht ihr den Rücken freizuhalten und nimmt ihr die Aufgaben rund um den Haushalt ab. Auch den älteren Sohn versorgt er. Mit seinem Chef hat er dies offen besprochen und kann drei Tage die Woche von zu Hause aus arbeiten. „Das schaffe ich schon", sagt er Linda. Er möchte sie nicht belasten, doch er merkt, dass ihn diese mehrfache Aufgabe an seine Grenzen bringen. Beim nächsten depressiven Schub begleitet er Linda zur Therapeutin und sagt, dass er nicht mehr kann. „Rufen Sie da mal an", sagt die Therapeutin. Mark ist unsicher, als er sieht, dass es die Nummer vom Pflegedienst vor Ort ist. „Sind die nicht nur für ältere, pflegebedürftige Menschen zuständig?", fragt Mark skeptisch. Schließlich überwindet er sich und ruft dort an. Der Antrag auf Haushaltshilfe wird von der Krankenkasse nur zum Teil gewährt und die Unterstützung vom Pflegedienst genügt nicht. Mark beantragt beim Jugendamt eine ambulante Familienpflege. Schließlich kommt eine ehrenamtliche Familienbegleiterin an den Nachmittagen ins Haus, um sich um den dreijährigen Sohn zu kümmern. Mark kann weiter seinem Beruf nachgehen und so für das Familieneinkommen sorgen.

Die sogenannte sozialpädagogische Familienhilfe ist auf einen langen Zeitraum angelegt. Fachkräfte entlasten Eltern und stärken sie in ihrer Rolle und Aufgabe als Erziehungsverantwortliche.

Warum Selbstfürsorge so wichtig ist

Viele Angehörige neigen dazu, die eigenen Bedürfnisse zu missachten. Sie stellen den Menschen mit Depressionen in den Mittelpunkt und alles dreht sich nur noch um dessen Erkrankung und Therapien. Keine Frage, die Sorgen um Ihren Angehörigen sind berechtigt, erst recht, wenn er Suizidgedanken äußert. Und doch ist es ebenso notwendig, dass Sie auf sich schauen. Der Satz: „Sie können nur für Ihren Angehörigen sorgen, wenn es Ihnen gut geht“, darf sie immer wieder daran erinnern, warum Selbstfürsorge so wichtig ist.

Freiräume schaffen

Kümmern Sie sich gut um sich. Dazu gehört auch, dass Sie auf Ihre Gefühle und Gedanken achten – sie spüren und annehmen. Lassen Sie Ihre Tränen, Zweifel, Ängste und Sorgen zu. Damit haben Sie schon den ersten wichtigen Schritt getan. Werden die Gefühle übermächtig oder hemmen Sie im Alltag, wenden Sie sich an eine psychologische Begleitung.

Selbstfürsorge bedeutet auch, dass Sie Ihre Grenzen setzen. Damit die Schwermut sich nicht auch über Sie legt, sollten Sie aktiv für leichte Momente ohne die Depression

MÖGLICHE ANZEICHEN EINER ÜBERLASTUNG

Viele sorgende Angehörige merken gar nicht, wie viel sie tun und dass sie längst überlastet sind. Diese Anzeichen deuten darauf hin:

- Sie können häufig nicht einschlafen oder wachen nachts auf und haben Probleme, durchzuschlafen.
- Sie haben körperliche Probleme, etwa Kopf- oder Rückenschmerzen.
- Sie sind innerlich unruhig, fühlen sich ängstlich und besorgt.
- Sie sind stets in Bewegung, sprechen schnell, Ihre Finger trommeln. Andere unterbrechen Sie, können nicht auf sie eingehen.
- Es fällt Ihnen schwer, sich zu konzentrieren, zum Beispiel, in Ruhe ein Buch zu lesen.
- Wenn etwas nicht so gelingt wie erhofft, reagieren Sie gereizt oder aggressiv und werden laut.
- Ihre Gedanken kreisen permanent um bestimmte Fragen.
- Sie nutzen Alkohol oder Medikamente zur Beruhigung.
- Sie ziehen sich zurück, treffen keine Freunde, vernachlässigen Hobbys.
- Sie fühlen sich damit überfordert, Entscheidungen treffen zu müssen.
- Sie essen weniger, haben kaum Appetit und stark abgenommen.

sorgen. Schaffen Sie immer wieder Freiräume, in denen Sie Ihre inneren Batterien aufladen können. Gerade weil eine Depression sich lange hinzieht, müssen Sie Ihre Kräfte gut einteilen. Dies ist besonders wichtig, wenn noch Kinder zu versorgen sind. Wenn Sie fürsorglich mit sich selbst umgehen, gelingt es Ihnen besser, sie durch diese Zeit zu begleiten.

Bedenken Sie stets, dass der Betroffene mehr ist als die Depression und auch Sie weiterhin noch andere Rollen innehaben als die des sorgenden Angehörigen. Diese Rollen auszuleben ist ein wichtiges Schutzschild für Sie.

Schluss mit Perfektion und Schuldgefühlen

Viele Angehörige leiden an Schuldgefühlen, etwa wenn sie einen Fehler gemacht haben oder dem kranken Partner gegenüber laut geworden sind. Es hilft, eine Entschuldigung auszusprechen und sich selbst zu hinterfragen, warum das passiert ist. Kann es ein Zeichen von Überforderung sein? Seien Sie ehrlich mit sich selbst.

Oft fällt es leichter, einen Angehörigen mit Depression zu begleiten, wenn es gelingt, die Last auf mehrere Schultern zu verteilen. Ein sorgendes Netzwerk aus Familie, Freunden und Nachbarn kann eine Hilfe sein (siehe ab Seite 54) ebenso wie Beratungs- und Hilfsangebote, die Sie über die Krankenversicherung finanzieren können.

Gerade wenn das eigene Kind an einer Depression erkrankt ist, tragen sich Eltern häufig mit der Schuldfrage, selbst wenn das „Kind" schon im Erwachsenenalter ist. Viele machen sich Vorwürfe, in der Erziehung versagt zu haben, und zweifeln an sich selbst. Die Betrachtung der Vergangenheit und ein Gespräch darüber können Klarheit bringen, aber achten Sie darauf, nicht in der Grübelschleife stecken zu bleiben. Sie haben es zu jedem Zeitpunkt so gut gemacht, wie Sie dachten. Haben Sie Mitgefühl mit sich, denn sich den Kopf zu zerbrechen raubt Ihnen viel Kraft. Hilfreicher – für Sie und Ihr Kind – ist es, die Energie darauf zu fokussieren, es in der aktuellen Situation zu unterstützen. Dabei kann auch eine Familientherapie helfen.

Viele Angehörige haben Hemmungen, es sich selbst auch einmal gut gehen zu lassen und ein paar Stunden ohne die Depression zu verbringen, während der Betroffene leidet. Diese Schuldgefühle sind rational gesehen unbegründet. Es ist jedoch oft nicht leicht, sie aufzulösen. Helfen kann es, wenn Sie den Ursprung dieser Gewissensbisse wie ein Detektiv erforschen. Auch die Frage „Hilft dieser Gedanke?" kann Ihnen zeigen, dass Sie ihn loslassen dürfen.

MINI-ÜBUNG: 3 SOS-STRATEGIEN GEGEN DAS GRÜBELN

Wenn bedrückende Gedanken sich im Kreis drehen, ist das meist nicht produktiv. Diese Maßnahmen unterbrechen die Grübelschleifen:

- **Setzen Sie dem Gedankenkarussell im Kopf ein entschiedenes „Stopp!" entgegen. Klingt banal, ist aber effektiv. Vielleicht lässt sich der letzte Gedanke auch bildlich in eine Schublade stopfen und diese verschließen.**
- **Füllen Sie den Stillstand hinter dem Stoppschild sinnvoll, damit Sie die Grübelei nicht wieder einholt. Ablenkung kann helfen: etwa ein Buch lesen, einen Podcast oder Musik hören, Sport machen.**
- **Legen Sie den Fokus auf das Atmen: Drei Sekunden lang einatmen. Drei Sekunden lang ausatmen. Und noch einmal. Volle Konzentration auf lange und tiefe Atemzüge.**

Häufig liegen die Selbstzweifel daran, dass die Erwartungen an die Pflege des Angehörigen und an sich selbst zu hoch sind. Sie übernehmen bereits jede Menge. Pflegen und Kümmern ist eine große Aufgabe, die man nicht auf Dauer allein stemmen kann. Was Sie leisten, ist nicht selbstverständlich, sondern etwas Besonderes. Seien Sie mindestens so liebevoll zu sich selbst, wie Sie es zu einer guten Freundin oder einem guten Freund sind, und halten Sie sich vor Augen, was Sie alles für Ihren Angehörigen tun. Dafür dürfen Sie sich ruhig loben.

Auch verbrennt das Streben nach Perfektion wertvolle Energie. Also Schluss mit dem Stress, den Sie sich selbst einhandeln! Die Daumenregel zum Lockerwerden lautet: 80 zu 20. Nach dem sogenannten Pareto-Prinzip werden 80 Prozent der Ergebnisse in 20 Prozent der Gesamtzeit eines Vorhabens erreicht. Wer Prioritäten setzt und sich mit 80 Prozent zufriedengibt, gewinnt Zeit, schont Kraftressourcen und Nerven.

Strategien, um Kraft zu schöpfen

Als Angehöriger tun Sie gut daran, sich Freiräume und Auszeiten zu schaffen. Planen Sie diese verbindlich in den Alltag ein, und zwar am besten zu festen Zeiten. Zum Beispiel gehen Sie dienstags, wenn Ihr Angehöriger bei der Psychotherapie ist, zum Yoga. Oder immer freitags, wenn ein Familienmitglied übernimmt, verabreden Sie sich mit Freunden. Schreiben Sie Ihre persönlichen Auszeiten in einen Wochenplan. Das schafft Verbindlichkeit. In ganz stressigen Phasen können Sie Ihre Aktivität natürlich auch ausfallen lassen.

Auch Sie profitieren von einem Netzwerk und Unterstützungsangeboten. Zum Beispiel, indem Sie stundenweise eine Betreuung ins Haus holen. Klären Sie mit der Krankenkasse, ob und wie Sie dies abrechnen können. Vielleicht gibt es Ehrenamtliche in der Nähe? Oder ein Familienmitglied kann diese Aufgabe übernehmen? Bedenken Sie: Wenn es Ihnen schlecht geht, dann ist niemandem geholfen.

Regelmäßig Pausen einlegen

Versuchen Sie, sich jeden Tag selbst etwas Gutes zu tun, auch wenn es nur eine Kleinigkeit ist. So können auch Pausen

MINI-ÜBUNG: AKTIV-IDEEN FÜR SEELISCHES GLEICHGEWICHT

Mit Body-Feedback (auch „Embodiment") lassen sich Gleichgewicht und seelische Balance trainieren. Das Prinzip beruht auf der Annahme, dass körperliche Prozesse mit der inneren Haltung verbunden sind. Gezielte Übungen können demzufolge Stimmung und Gefühle beeinflussen. Probieren Sie es aus!

- **AUF EINEM BEIN STEHEN:** Schaffen Sie es, für zwei Minuten auf einem Bein zu stehen? Anfänger können sich an der Wand abstützen. Geübte stehen frei und schließen die Augen. Steigern Sie die Zeit und probieren Sie, dabei mit den Armen zu kreisen.
- **UM DIE ACHSE DREHEN:** Merken Sie sich Ihre Position, drehen Sie sich vorsichtig mehrfach um die eigene Achse und schließen Sie dabei die Augen. Ändern Sie die Richtung und versuchen Sie, die Ausgangsposition zu erreichen.

ein wesentlicher Bestandteil des Alltags werden: ein Buchkapitel lesen, eine Tasse Kaffee im Garten trinken oder am Fenster stehen und die Gedanken mit den Wolken ziehen lassen.

Es kann passieren, dass Sie vor lauter Alltagstrubel und Stress in dem freien Moment gar nicht wissen, wie Sie die Pause nutzen können. Kommen Sie erst einmal herunter, atmen ein paarmal tief durch und gönnen Sie sich das Nichtstun. Sie können auch gemeinsam mit Ihrem Angehörigen eine Pause einlegen. Wenn Sie beide für sich Momente finden, in denen Sie wohltuenden Dingen nachgehen, hat auch die Depression mal eine Auszeit.

Freundschaften pflegen

Bleiben Sie in Kontakt mit Bekannten und Kollegen. Das können regelmäßige Treffen und Aktivitäten sein. In anstrengenderen Phasen ist es vielleicht nur ein Telefonat, aber auch das kann helfen, Anspannung abzubauen und sich mit Ihren Sorgen und Gedanken nicht allein zu fühlen. Soziale Kontakte sind wichtig. Mit anderen Menschen zusammenzukommen und sich auszutauschen, ist für die Psyche die beste Prävention. Es kommt dabei nicht auf einen großen Freundeskreis an. Ein bis zwei Vertraute reichen und können eine wichtige Stütze sein.

Bewegung tut gut

Körperliche Bewegung ist ein wichtiger Faktor, um körperlich und mental gesund zu bleiben. Wer regelmäßig aktiv ist, bleibt auch unter Stress stabiler. Fitnessstudios, Volkshochschulen oder Sportvereine bieten vielseitige Angebote. Informieren Sie sich über Möglichkeiten in Ihrer Nähe. Was haben Sie früher gern gemacht? Vielleicht können Sie diesen Sport wieder aufnehmen. Oder Sie probieren etwas Neues aus. Es spielt keine Rolle, welche Sportart Sie ausüben, viel wichtiger ist, dass Sie Spaß haben und regelmäßig aktiv sind. Oft fällt es leichter, in einer Gruppe zu trainieren oder sich mit einem Trainingspartner zu festen Zeiten zu verabreden.

In die Natur gehen

Schon mal von Waldbaden gehört? Keine Sorge, Sie müssen nicht anfangen, Bäume zu umarmen. Doch es lohnt sich, regelmäßig Zeit in der Natur zu verbringen. Die stressreduzierende Wirkung ist wissenschaftlich belegt: Schon ein Aufenthalt von 20 bis 30 Minuten im Grünen senkt den Spiegel des Stresshormons Cortisol – mit nachhaltigem Effekt. Also: Nichts wie raus an die frische Luft! Richten Sie Ihre Sinne dabei auf das Grün der Bäume, lauschen Sie den Vögeln und fühlen Sie das Moos unter den Füßen.

Meditieren lernen

Untersuchungen bestätigen die positive Wirkung des Meditierens: tiefe innere Ruhe, besserer Schlaf und mehr Zu-

APPS ALS ENTSPANNUNGSHELFER

Die Auswahl an Entspannungs-Apps ist groß: Mit ihnen lassen sich Techniken wie Meditation, Atemtraining, Achtsamkeit oder progressive Muskelentspannung erlernen. Informieren Sie sich über die Inhalte und probieren Sie aus, womit Sie sich wohlfühlen. Gut ist es, damit eine gewisse Regelmäßigkeit zu entwickeln, um dann in schwierigen Momenten auf das Gelernte zurückgreifen zu können. Etliche Krankenkassen übernehmen die Kosten für zahlungspflichtig Apps und Online-Programme oder haben eigene Angebote.

versicht. Meditation kann auch bei Schmerzen helfen und in stressigen Zeiten eine gute Strategie sein. Warum nicht ausprobieren? Sprechen Sie vorab mit dem Arzt, ob bei Ihnen etwas dagegenspricht. Zum Einstieg eignen sich geführte Meditationen mithilfe von Online-Programmen, Podcasts oder Apps. Beginnen Sie mit kurzen Einheiten und steigern Sie die Meditationszeit langsam.

Besser schlafen

Gut schlafen ist wichtig, damit Körper und Psyche im Alltag nicht schlappmachen. Die beste Grundlage dafür ist eine erholsame Schlafumgebung (siehe Seite 80). Bei anhaltenden Schlafproblemen fragen Sie Ihren Arzt.

Sich selbst loben

Es wirkt wie Öl, das unseren Motor geschmeidig hält: Ein aufrichtiges Lob ist Belohnung und Ansporn zugleich. Die Wertschätzung muss nicht von außen kommen. Überlegen Sie, was Ihnen in der letzten Zeit gut gelungen ist. Denken Sie dabei nicht nur an Erfolge, sondern fokussieren Sie sich auf Ihre Eigenschaften und Talente. Stellen Sie sich vor einen Spiegel und lächeln Sie sich an. Klopfen Sie sich ruhig selbst auf die Schulter und loben Sie sich.

Ich bin nicht allein

Wenn wir Belastendes mit einem Vertrauten teilen können, gibt uns das das Gefühl: Ich bin nicht allein. Ist nun aber Ihr Partner erkrankt, fehlt Ihnen vermutlich ein wichtiger Gesprächspartner, einer, den Sie in dieser Phase besonders bräuchten, um Gedanken und Gefühle zu sortieren. Es ist wichtig, dass Sie mit Ihren Emotionen und Themen nicht allein bleiben. Vielen Angehörigen helfen die Beratungsmöglichkeiten der Deutschen DepressionsLiga, der Depressionshilfe oder Sozialberatungsstellen (siehe Seite 114). Auch Selbsthilfegruppen können eine wertvolle Unterstützung sein.

Selbsthilfegruppen sind sichere Orte

Angehörige von Menschen mit Depressionen können sich oft sehr isoliert fühlen, insbesondere wenn die Krankheit ihrer Liebsten schwerwiegend ist und ihre Lebensqualität beeinträchtigt. Die Hemmschwelle, darüber zu reden, ist oft hoch und geht mit viel Unsicherheit einher. Möglicherweise gibt es Themen, die Sie besonders beschäftigen, etwa der Umgang mit Suizidgedanken oder einem erneuten depressiven Schub. Selbst gute Freunde können diese Probleme häufig nicht nachvollziehen und es kann passieren, dass Sie auf Unverständnis oder Ratlosigkeit treffen.

AUS DEM LEBEN

REDEN MIT GLEICHGESINNTEN

Steffi N. kümmert sich seit Monaten um ihren Mann Günter, der durch eine schwere depressive Episode geht. Morgens kann er kaum aufstehen, spricht wenig und liegt tagsüber auf der Couch. Steffi muss sich allein um den Haushalt kümmern. Wenn sie abends von der Arbeit nach Hause kommt, würde sie sich gern mit ihrem Mann unterhalten, gemeinsam kochen und dann noch etwas fernsehen. Aber die lieb gewonnene Abendroutine funktioniert so nicht mehr. Die Gespräche mit Günter sind einseitig geworden, Steffi fühlt sich einsam. An manchen Tagen überkommt sie die Wut, aber sie traut sich nicht, davon zu erzählen. Sie möchte ihren Mann nicht noch mehr belasten, denn er ist ja krank und benötigt ihre Unterstützung. Im Internet wird sie auf ein Online-Forum aufmerksam und meldet sich dort an. Schon allein zu lesen, dass es anderen Menschen ähnlich geht, hilft ihr enorm. Aber der Kontakt ist zu anonym und sporadisch. Schließlich findet sie eine Online-Angehörigengruppe. Dort kann sie auch mal ihren Frust rauslassen. Einmal im Monat treffen sie sich und tauschen sich aus. Der gegenseitige Support hilft ihr und gibt ihr Kraft für den Alltag.

Der Austausch mit Gleichgesinnten ist deshalb so besonders, weil es ein gemeinsames Grundverständnis gibt. In einer Selbsthilfe- oder Angehörigengruppe werden Sie Ihre Situation nicht lange erläutern oder über Vorurteile aufklären müssen. Sie können Ihre Sorgen und Ängste teilen, ohne sich zu schämen oder verurteilt zu werden. Und Sie erleben, dass Ihre Erfahrungen normal sind und schon andere Menschen vor Ihnen diese Herausforderungen gemeistert haben.

Oft haben Angehörige Schuldgefühle, können diese aber kaum thematisieren. In einer Selbsthilfegruppe fällt es leichter, persönliche Probleme, die mit der Krankheit des geliebten Menschen einhergehen, offen anzusprechen. Für viele ist dieser ehrliche Austausch eine Art Ventil für den

Stress und die Belastung im Alltag. Die Teilnehmenden in der Gruppe können sich auf eine Weise ausdrücken, die in ihrem sozialen Umfeld oft nicht möglich ist. Als Angehöriger durchlebt man alle möglichen Emotionen: Man ist traurig, wütend, ratlos. Gut, wenn man einen Raum findet, um die Gedanken und Gefühle besprechen zu können.

Sich über seine Gefühle und Gedanken klar zu werden und diese in einem vertrauten Kreis auszusprechen hilft, sich in der eigenen Rolle zu sehen und zu festigen. Seine Erfahrungen zu thematisieren, ist der erste Schritt, um Lösungen und Unterstützung zu finden. Das gilt nicht nur für Ihren Angehörigen mit Depression, sondern auch für Sie. Nur wer gelernt hat, seine Gedanken und Gefühle in Worte zu fassen, kann seine Wünsche und Bedürfnisse klar äußern.

Erfahrungen austauschen

In einer Selbsthilfegruppe können Sie wertvolle Tipps bekommen und Ihr Wissen und Ihre Fähigkeiten im Umgang mit Depressionen erweitern. Sie erfahren von anderen Angehörigen, wie diese mit verschiedenen Herausforderungen umgehen, insbesondere auch mit Suizidgedanken des Betroffenen, und Sie können sich über Strategien zur Bewältigung von Stress oder den Umgang in der Familie austauschen.

Oft haben die Teilnehmenden der Gruppe unterschiedliche Erfahrungen mit Behandlungen, Ärzten, Therapeuten und Kliniken gemacht. Dieses Wissen können sie untereinander weitergeben. Sie erfahren mehr über konkrete Angebote vor Ort und erhalten Informationen über unterstützende Dienste und Programme. Es gibt übrigens auch spezielle Selbsthilfegruppen für Angehörige rund um das Thema Suizid (Adressen über die Deutsche Gesellschaft für Suizidprävention).

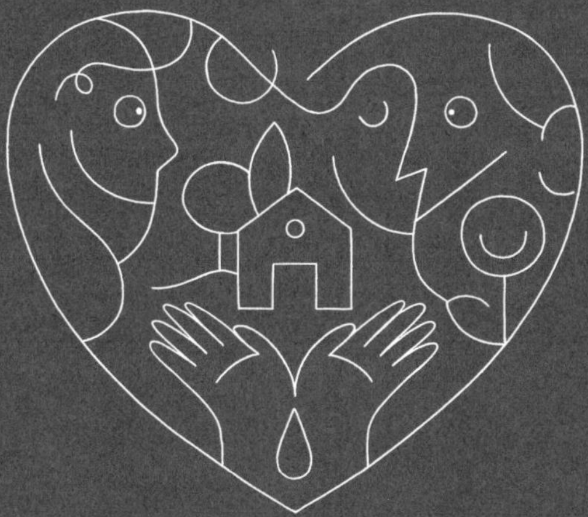

5

Hilfreiche Adressen und weitere Informationen

SERVICE

Ansprechpartner rund um Depression

Deutsche DepressionsLiga e. V.

Interessenvertretung für an Depressionen erkrankte Menschen und Angehörige. Wissensdatenbank, Suchfunktion für Kliniken, Selbsthilfegruppen, E-Mail-Beratung.

Telefon: 0228/24 06 57 72

E-Mail: kontakt@depressionsliga.de · Internet: www.depressionsliga.de

Stiftung Deutsche Depressionshilfe und Suizidprävention

Hilfe für Betroffene und Angehörige: Info-Telefon, E-Mail-Beratung, Online-Selbstmanagement-Programm. Online-Forum für den Austausch mit anderen Betroffenen, Suchfunktion für Beratungsstellen und Krisendienste.

Beratungstelefon: 0800/33 44 533 (Mo., Di., Do.: 13:00–17:00 Uhr; Mi., Fr.: 8:30–12:30 Uhr) · E-Mail: bravetogether@deutsche-depressionshilfe.de

Internet: www.deutsche-depressionshilfe.de

Deutsche Gesellschaft für Bipolare Störungen e. V.

Verzeichnis von Selbsthilfegruppen, Selbsthilfeforum und telefonische Beratung für Betroffene, Angehörige und Fachpersonen.

Beratungstelefon: 0800/55 33 33 55 (Mo., Fr.: 10:00–13:00 Uhr; Di.: 14:00–17:00 Uhr; Mi.: 15:00–18:00 Uhr; Do.: 17:00–20:00 Uhr)

E-Mail: mailberatung@dgbs.de · Internet: www.dgbs.de

Selbsthilfeforum: www.bipolar-forum.de

Bundesverband der Angehörigen psychisch erkrankter Menschen e. V.

Selbsthilfeorganisation für Menschen mit psychischen Erkrankungen und deren Familien. „SeeleFon"-Beratungstelefone und E-Mail-Beratung. Für junge Angehörige gibt anonyme und kostenlose Peer-to-Peer-Beratung per Chat.

Beratungstelefon (SeeleFon): 0228/7100 2424 · E-Mail: kontakt@bapk.de
Internet: www.bapk.de · Peer-to-Peer-Beratung: www.peer-for-you.de
E-Mail: beratung@peer-for-you.de

Deutsche Gesellschaft für Suizidprävention e. V.

Verschiedene Hilfsangebote für Betroffene und Angehörige, Übersicht über Beratungsstellen und Selbsthilfegruppen sowie Gesprächsleitfaden für Krisen.

Telefon: 0351/458 3671
E-Mail: dgs.gf@suizidprophylaxe.de · Internet: www.suizidprophylaxe.de

Ansprechpartner für akute Krisen

Notruf

Notrufzentrale/Rettungsleitstelle. Hilft, wenn der Gesundheitszustand des Betroffenen bedroht ist oder Lebensgefahr besteht. Unterstützung in akuten Krisen.

Notrufnummer: 112 (europaweit gültig)

Ärztlicher Bereitschaftsdienst

Kontakt für Betroffene und Angehörige in akuten Krisen.

Bereitschaftsnummer: 116 177

Krisenchat

Beratung für Kinder, Jugendliche, junge Erwachsene in Krisensituationen. 24/7 per WhatsApp/SMS (mehrere Sprachen).

Telefon: 030/57714627 · E-Mail: info@krisenchat.de
Internet: www.krisenchat.de

Telefonseelsorge

Beratung erfolgt telefonisch, online, per App („Krisenkompass“) und vor Ort. Kostenloser Telefonservice und Vor-Ort-Beratung 24/7. Termine sind kurzfristig möglich.

Beratungstelefon: 0800/111 0 111 und 0800/111 0 222

Online-Beratungsangebot: https://online.telefonseelsorge.de

Vor-Ort-Angebote: www.telefonseelsorge.de/vor-ort

Ansprechpartner für verschiedene Lebenssituationen

Nummer gegen Kummer/Elterntelefon

Anlaufstelle für Kinder und Jugendliche mit kostenlosem Beratungstelefon und Online-Beratung, Elterntelefon.

Beratungstelefon: 116 111 (Mo.–Sa.: 14:00–20:00 Uhr) · E-Mail: info@nummergegenkummer.de · Internet: www.nummergegenkummer.de · Elterntelefon: 0800/111 0 550 (Mo.–Fr.: 9:00–17:00 Uhr; Di. und Do.: 9:00–19:00 Uhr)

U25

Beratungsmöglichkeit durch Gleichaltrige für junge Menschen (bis 25 Jahre) in Suizidgefahr, unterstützt von Fachkräften vom Deutschen Caritasverband. E-Mail-Begleitung durch Peers. Die Beratung ist vertraulich.

Internet: www.u25-deutschland.de

Schatten und Licht e. V.

Für Frauen mit Depressionen, Angst- und Zwangsstörungen in der Schwangerschaft und nach der Geburt. Beratungs- und Selbsthilfegruppen-Netz. Infos zu Fachleuten (Ärzten, Hebammen, Stillberaterinnen, Psychiaterinnen)

und Mutter-Kind-Einrichtungen. Online-Austausch.
Telefon: 08293/965864 · E-Mail: info@schatten-und-licht.de
Internet: www.schatten-und-licht.de

Diabetes und Psychologie e. V.

Therapeutensuche nach Experten mit psychodiabetologischen Kenntnissen, Informationen zu Diabetes & Psyche.
Internet: www.diabetes-psychologie.de

Silbernetz e. V.

Hotline für Krisen/Momente der Einsamkeit für Menschen ab 60 Jahren. Vermittlung regelmäßiger Telefongespräche.
Beratungstelefon/Silbertelefon: 0800/4 70 80 90 (täglich von 8:00–22:00 Uhr)
E-Mail: kontakt@silbernetz.de · Internet: www.silbernetz.org

Patientenservice 116 177 (siehe „Ärztlicher Bereitschaftsdienst“)

Patientenservice rund um Psychotherapie. Arzt- und Psychotherapeutensuche für Betroffene und Angehörige, Vermittlung zeitnaher Termine beim Psychotherapeuten.
Patiententelefon: 116 117 · E-Mail: info@116117info.de
Internet: www.116117.de/de/psychotherapie.php

BundesPsychotherapeutenKammer

Informationen zur Psychotherapie für Erkrankte und Angehörige (inkl. Ratgeber für Flüchtlinge und Elternratgeber). Suche nach Psychologischen Psychotherapeuten sowie Kinder- und Jugendlichenpsychotherapeuten.
Telefon: 030/278785-0 · E-Mail: info@bptk.de · Internet: www.bptk.de

Sachregister

Impressum

Apotheken Umschau:

Depressionen |
Verstehen und achtsam begleiten

ISBN 978-3-927216-84-6
PZN: 18914226

2. Auflage 2024
Wort & Bild Verlag
Konradshöhe GmbH & Co. KG
Konradshöhe 1, 82065 Baierbrunn
Handelsregister: Amtsgericht München
HRA 44980 / USt-ID-Nr. DE 130750628

Geschäftsführer:
Andreas Arntzen (Vorsitzender),
Dr. Dennis Ballwieser, Jörg Mertens,
Jan Wagner
Chefredaktion: Dr. Dennis Ballwieser,
Julia Rotherbl

Projekt- und Redaktionsleitung:
Beatrice Sobeck (Isartal Health Media GmbH & Co. KG; IHM)
Autorin: Peggy Elfmann
Lektorat: Katja Rötzer
Fachliche Begleitung:
DepressionsLiga e.V.
Fachwissenschaftliche Redaktion:
Dr. Katharina Kremser
Art Direction und Editorial Design:
Dominik Schwarz (IHM)
Satz: Anna Schlecker
Kreation und Bildredaktion:
Dana Römhild-Fries (IHM),
Stephanie Wiegand (IHM)
Schlussredaktion:
Schlussredaktion.de GmbH
Bildbearbeitung: Olaf Schnee

Produktion: Angelika Emmert

Druck: Grafisches Centrum Cuno GmbH & Co. KG, Gewerbering West 27, 39240 Calbe (Saale)
– gedruckt im Ultra HD Print®

MIX
Papier | Fördert gute Waldnutzung
FSC® C043106

Klimaneutral
Druckprodukt
ClimatePartner.com/13493-2308-1015

Vertrieb:
Edel Verlagsgruppe GmbH
Neumühlen 17
22763 Hamburg
Germany

Hinweis: Die Ratschläge in diesem Buch wurden sorgfältig erarbeitet und geprüft. Erkrankungen gehören in ärztliche Behandlung. Das Buch kann daher keinen ärztlichen Rat ersetzen.

Bildnachweise:
Illustrationen Umschlag und Innenteil:
Dirk Schmidt
S. 5 Porträt: Rüdiger Dunker/DDL
S. 7 Porträt: Jacobia Dahm